W0213646

MASSAGE aux PIERRES CHAUDES et aux marbres froids

DANGER
LE PHOTOCOPILLAGE TUE LE LIVRE

Le code de la propriété intellectuelle du 1er juillet 1992 interdit expressément la photocopie à usage collectif sans autorisation des ayants droit. Cette pratique s'est généralisée au point que la possibilité pour les auteurs de créer des œuvres nouvelles est aujourd'hui menacée. En application de la loi du 11 mars 1957, il est interdit de reproduire intégralement ou partiellement le présent ouvrage, sur quelque support que ce soit, sans l'autorisation de l'éditeur ou du Centre français d'exploitation du droit de copie, 20 rue des Grands-Augustins, 75006 Paris.

Ellébore
ÉDITIONS

© ELLÉBORE • QUATRIÈME TRIMESTRE 2008 • ISSN 1147-4866 • ISBN 978-2-86898-914-7

Tous droits de traduction, de reproduction et d'adaptation réservés pour tous pays.

Les éditions Ellébore

BP 60001 • 75560 Paris cedex 12 • Tél. : 0891 670 008(0,204 euro/min) • Fax : 01 40 01 09 94
E-mail : info@ellebore.fr • Sur Internet : http://www.ellebore.com

Isabelle Trombert-Gimeno
Directrice de l'École du Massage de Bien-Être®

MASSAGE aux PIERRES CHAUDES et aux marbres froids

Méthode Ahimsa

Ellébore
ÉDITIONS

Celui qui se perd dans sa passion,
perd moins que celui qui perd sa passion.

Saint Augustin

Merci…

à toutes les personnes qui me font confiance et qui reçoivent mes massages…

à tous les stagiaires que je vois chaque jour s'épanouir
telles des fleurs à mille pétales…

à tous mes aînés en massage, ceux qui m'ont précédée, ceux qui m'ont formée,
ceux qui me secouent le cocotier pour continuer d'avancer…

à mes trois amours qui rendent la vie si belle…

à mon grand amour avec qui le massage se sublime en extase…

à mes copines que j'adore…

à ma famille parfois si loin…

à mes exceptionnels collaborateurs…

Chacun se reconnaîtra…

préface

Lorsque j'ai commencé mon apprentissage du massage, il y a longtemps, il n'existait pas beaucoup d'écoles comme aujourd'hui. Les voies de formation étaient très restreintes. Il y avait, d'une part, les écoles de kinésithérapie pour tout ce qui était massage de réparation et de reconstruction et, d'autre part, les écoles d'esthétique destinées aux métiers de la beauté. En dehors de cela, rien ou quelques stages de développement personnel autour du toucher dont on commençait à percevoir les bienfaits. Pour le reste, lorsqu'on cherchait une formation complète et sérieuse dans une approche de bien-être ou d'harmonie, il fallait aller à l'étranger dans ces lieux qui pratiquaient cet art depuis des millénaires et en avaient gardé la transmission vivace.

Pour des raisons de culture familiale, j'ai fait le choix de l'Asie, me formant auprès de maîtres ou dans des cours très exclusifs où le massage allait au-delà du geste, impliquant une attitude centrée, maîtrisée et surtout consciente. La pratique pouvait être alors extrêmement puissante si elle s'accordait à un praticien impliqué dans une véritable transformation de lui-même. Pendant cette recherche et au cours du développement de ma pratique, j'étais très solitaire. J'avais peu de pairs.

Les années qui suivirent virent une expansion des méthodes de mieux-être et des changements d'attitude très importants de la part de nos contemporains, qui recherchaient de plus en plus l'équilibre de leur vie. Les pratiques sportives intensives laissèrent la place au Taï Chi Chuan, la « malbouffe » à une alimentation plus écologique, et tout naturellement le massage, tel qu'il est pratiqué dans de nombreuses cultures dans un but d'harmonisation, est devenu un besoin et une véritable demande de la part du public.

La question de la formation s'est posée. Parmi les expériences que j'observais, certaines réunissaient des critères pour lesquels j'avais de l'estime, mais peu comblaient ce que j'attendais d'une véritable école et que j'avais eu la chance de recevoir à l'étranger. Jusqu'au jour où j'ai rencontré Isabelle Trombert-Gimeno, et à travers elle l'École du Massage de Bien-Être. J'ai été très émue de constater que quelqu'un avait fait avec simplicité, rigueur et joie de vivre, le chemin qui consiste à transmettre cet art du toucher par des techniques que dans le monde entier on nomme « massages ». Elle avait structuré ses formations avec lucidité, exigence et passion, respectant les techniques et privilégiant la relation humaine et la croissance de ses élèves, mettant toujours le receveur à la première place.

Parmi les grands rituels de massage, celui pratiqué avec des pierres chaudes ou froides est commun à de nombreuses traditions : de l'Amérique à l'Indonésie, des traditions nordiques à celles du Tibet. La différence porte sur le type de minéraux, leur énergie particulière : pierres volcaniques, pierres précieuses, galets et sur leur préparation pour la diffusion de la chaleur ou du froid. Il est très rare de trouver un ouvrage aussi précis dans son exposé de pratique respectant les préliminaires énergétiques et intérieurs de cet art.

Je pense que les personnes qui veulent se former aujourd'hui au massage ont de la chance de trouver sur leur route un enseignant tel qu'Isabelle Trombert-Gimeno. Si aujourd'hui je devais faire une formation avec l'intention qui fut la mienne autrefois, sans hésiter, c'est là que je poserais mes bagages d'étudiante.

Le grand art du massage va au-delà de la simple technique. Il peut toucher l'intime de la personne qui le reçoit, la mettre en contact avec une détente très profonde qui ouvre intérieurement la voie au courant de vie qui fera ensuite son travail d'harmonisation.

Galya Ortega

Sommaire

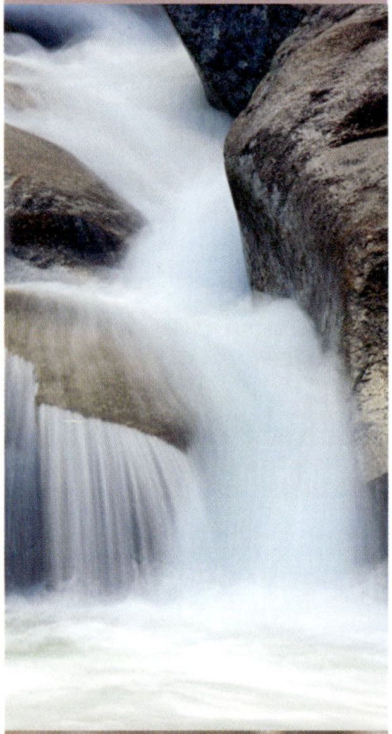

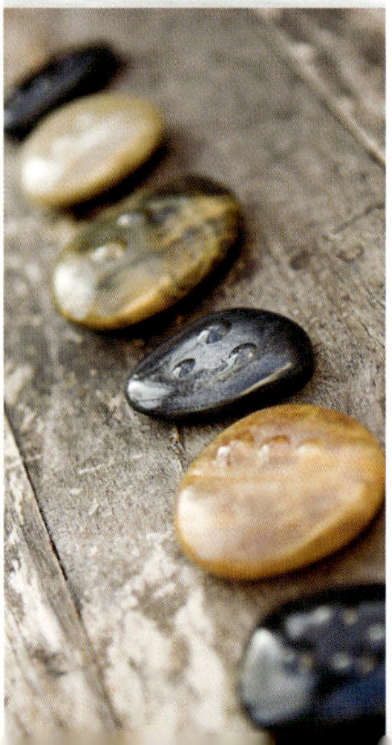

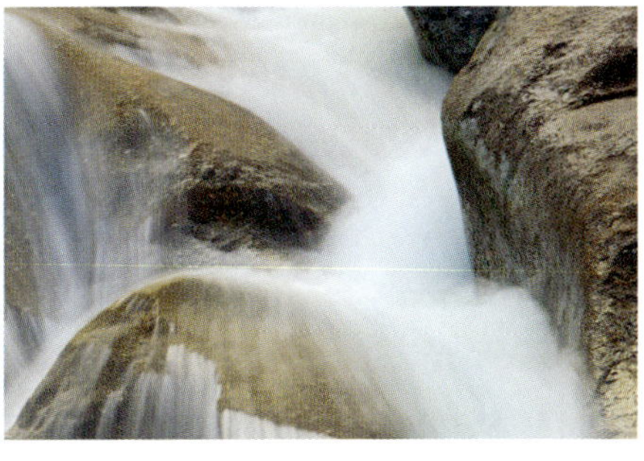

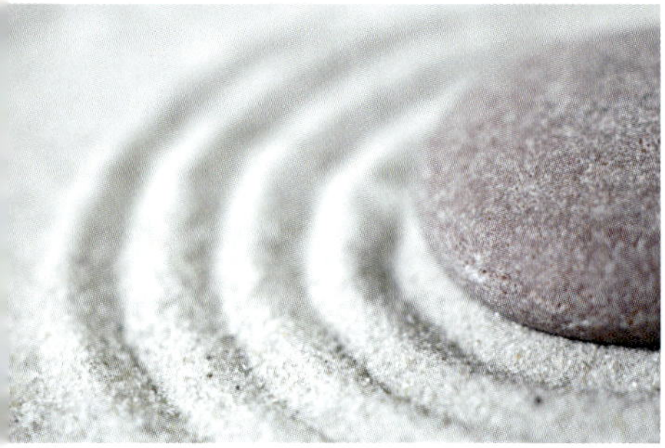

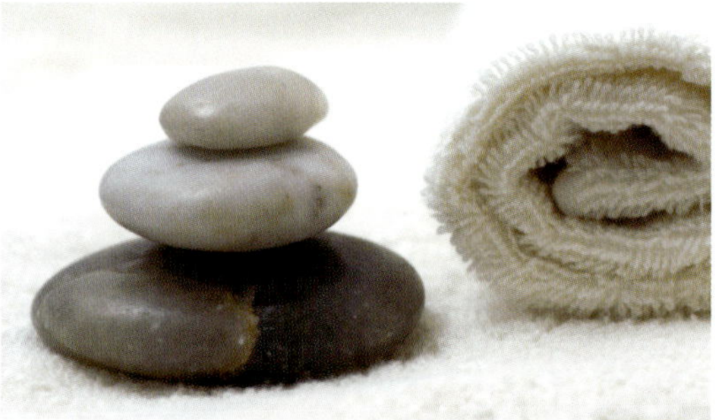

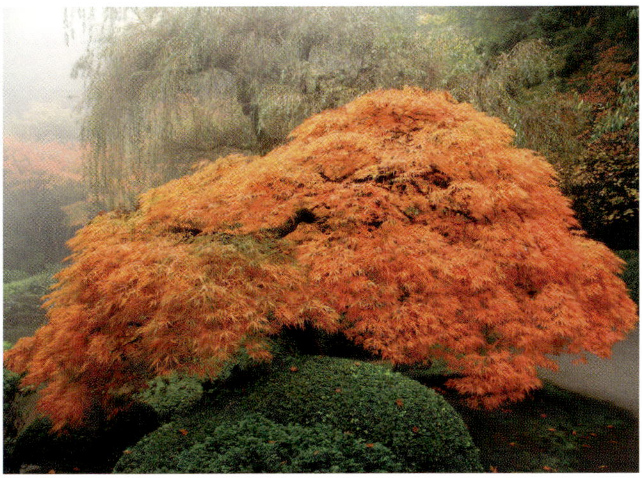

Bienvenue à vous !

Le voilà enfin le livre francophone sur le massage aux pierres chaudes qu'il nous manquait tant ! C'est un ouvrage qui m'a beaucoup fait défaut lors de mes propres formations. J'aurais voulu pouvoir y faire référence, avoir sous la main un résumé des connaissances essentielles pour cette pratique. Je me fais donc une joie aujourd'hui, forte de mon expérience de praticienne et de formatrice, de vous restituer mes connaissances acquises au cours de ces quelques dernières années de pratique, de plaisir, de volupté à masser...

J'ai envie de m'adresser à vous comme je le fais lors de mes sessions de formation. D'une manière chaleureuse, pleine de joie et de convivialité... avec ma simplicité très spontanée... Je souhaite que mes stagiaires me reconnaissent telle que je suis dans la vraie vie, que ce livre me reflète avec vérité...

J'espère que vous crayonnerez mes notes, que vous marquerez les pages, que vous écrirez en rouge lorsque vous n'êtes pas d'accord, pour qu'ensemble nous puissions continuer de faire évoluer cette pratique.

Le livre que vous avez entre les mains est beau. Distillez la beauté, accédez à la grâce... plongez dans le bien-être pour que s'ouvre à vous la sensualité d'une vie délicieuse !

Il y a tant à partager.

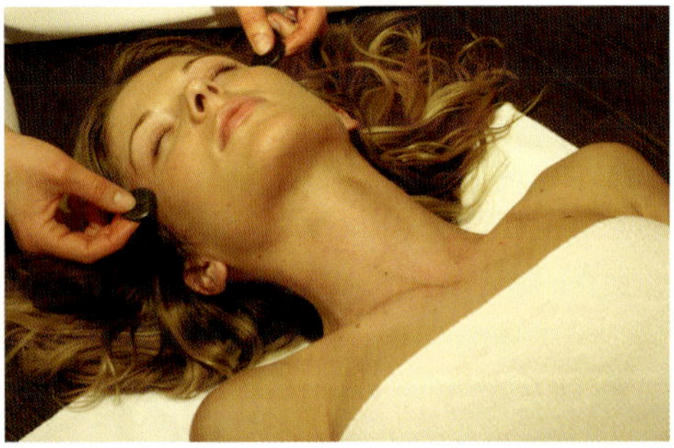

La méthode Ahimsa *est nécessairement le mélange de mes connaissances et surtout de ce que je suis, de ce que je vis. J'honore chacun de mes formateurs, chacune de mes sources d'évolution ou d'information... Je n'ai rien inventé, j'ai simplement mis ensemble des techniques qui ne se côtoyaient habituellement pas... à ma connaissance.*

Ma première formation m'a fait découvrir la sensation du chaud sur la peau, j'ai commencé à masser avec des cailloux... Grâce à cela, j'ai découvert le plaisir de masser véritablement avec des accessoires dans les mains. Pas facile au début, mais tellement drôle ! J'étais à mi-chemin entre le laboratoire d'expérimentation et la cuisine à l'époque des confitures... Que de joies, que de plaisirs d'enfant !

Ensuite, ce fut la découverte d'une autre dimension du massage, plus de sérieux, plus de centrage et surtout, enfin, le travail du souffle. Il était temps !

Ce fut la découverte de ma spiritualité laïque, et par conséquent plus de profondeur dans le toucher, dans la relation. Il me reste encore tant de chemin vers ma paix intérieure... Ce que j'enseigne est donc en perpétuelle évolution, en perpétuelle remise en question.

La précision technique du travail des températures me vient des Américains qui travaillent là-dessus depuis une dizaine d'années déjà et ont acquis des données très intéressantes, quantifiées avec précision, rendant ainsi mon savoir moins empirique et subjectif... Le travail accompli par Mary Nelson depuis les années 90 est impressionnant et m'a énormément apporté.

Aujourd'hui la méthode repose sur :

- beaucoup de massages avec les mains et les pierres
- l'utilisation des basaltes chauds et des marbres froids
- le positionnement des pierres sur et sous le corps
- un travail ciblé sur les sept étages du corps
- l'accompagnement dans le souffle

Que cette pratique soit pour vous source de créativité, de liberté et d'épanouissement.

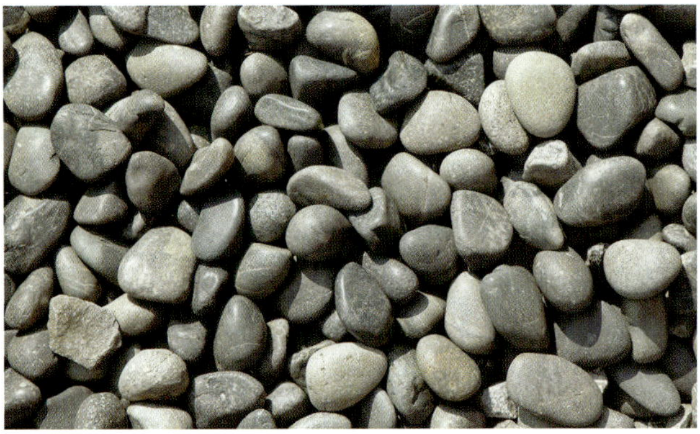

CHAPITRE 1

Mise en place

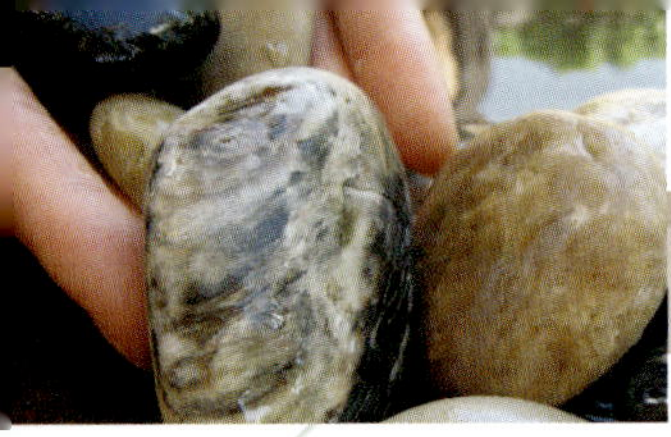

a. Les techniques de massage « compatibles » avec cette méthode

En stage de formation concernant le travail des pierres chaudes, vous n'apprendrez pas à masser. Il faut être honnête. L'apprentissage du massage avec des accessoires est vraiment complexe, il vous faudra procéder par étapes. Les candidats à la formation au massage de bien-être sont souvent pressés et s'imaginent devenir praticien en un week-end... Je ne suis absolument pas d'accord avec ces méthodes. À mon sens, un toucher professionnel en massage peut mettre jusqu'à deux années à se poser, voire trois s'il s'agit de masser avec des accessoires. Quant au thérapeutique, s'il en est, mes formateurs avaient pour habitude de dire : « il faut dix ans de pratique assidue pour faire un bon thérapeute »... Patience donc...

Vous devez d'abord apprendre un massage de « base » afin d'y inclure ensuite la manipulation des basaltes et des marbres. La technique idéale pour moi, car celle que je pratique, est le massage californien. Mais faisons abstraction de mon expérience. Il est possible de vous former à cette méthode sur toute base de massage relaxant, à même la peau et avec des huiles.

Citons par exemple :

- le massage californien
- le massage sensitif
- le sensitive gestalt massage
- le massage harmonisant
- le massage rythmique
- le massage artistique
- le massage suédois
- le massage créatif
- le massage aromatique

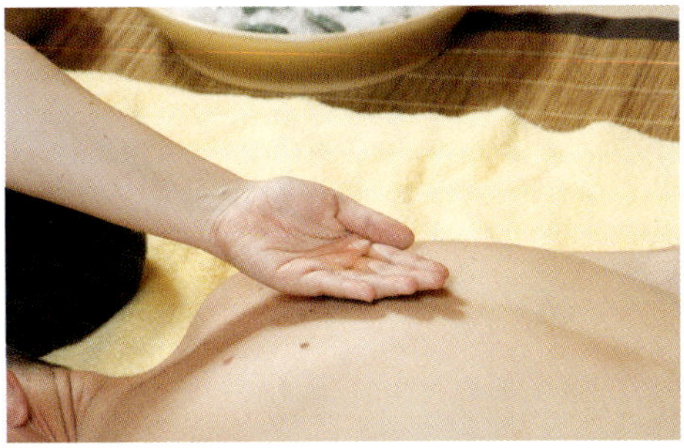

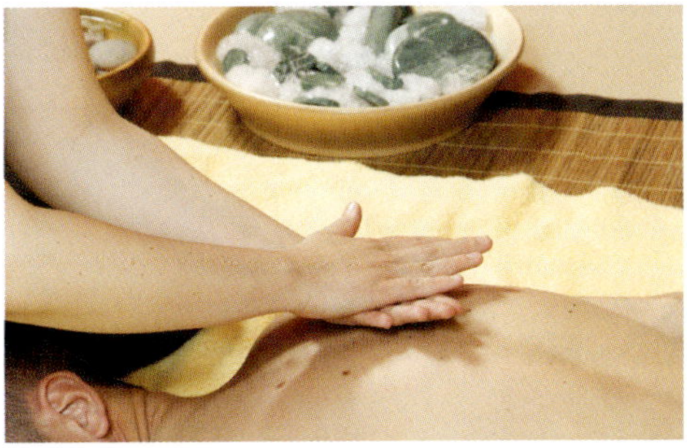

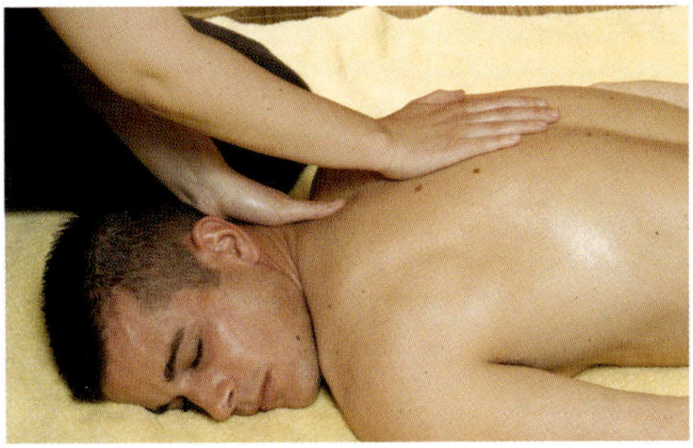

> le point commun
de ces techniques étant
des mouvements glissés,
à même la peau,
avec des huiles.

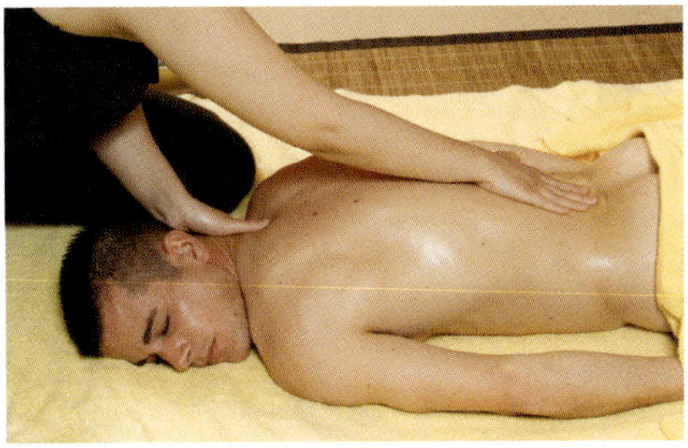

b. Le savoir masser, savoir regarder, savoir écouter… savoir entrer en relation

Là, il est question de tout autre chose. Nous ne parlons plus de techniques de massage (le savoir-faire). Il est question d'aller voir ce qui est au-delà de la technique. L'immense aventure humaine qu'est le massage, la magie d'une rencontre, la subtilité de la confiance, la force de l'écoute, la valeur de l'intuition, la richesse de l'expérience, la profondeur du respect… Le sens de l'accueil… La beauté de votre sourire :

L'exception de votre savoir-être.

Contrairement à ce que pensent certains directeurs ou managers de Spa haut de gamme, il n'est pas obligatoire qu'un(e) masseur(se) soit balinais pour véhiculer ce savoir-être. Tout se travaille, tout peut s'acquérir, il y a de merveilleux stages d'été pour découvrir toutes les richesses de votre cœur. Vos mains sont le prolongement de votre cœur. Même si culturellement vous êtes issu de la France profonde, vous pouvez recevoir chacun de vos clients tel un roi ou une reine. Vous vous devez de faire preuve d'une immense générosité dans ce que vous donnez, et faire du massage un art à l'état pur. Ensuite, c'est l'expérience qui guidera vos mains.

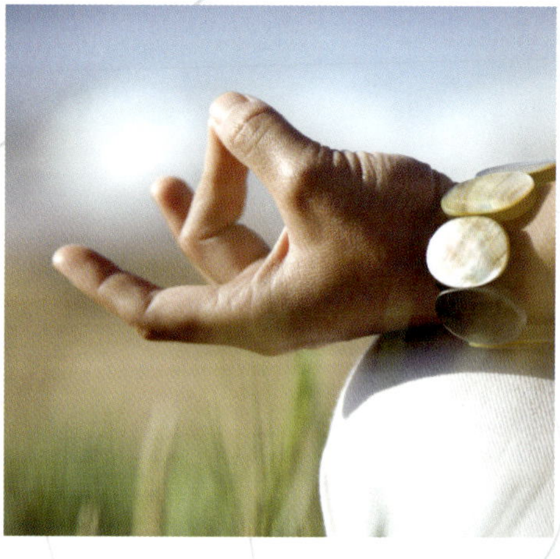

c. Liberté corporelle

Le massage aux pierres chaudes, nous le verrons plus tard, est, à tous les niveaux, très profond. Vous ne pourrez pas entrer dans toute la dimension à laquelle vous permet d'accéder cette discipline si vous ne respirez pas. Vous allez vous asphyxier au sens propre comme au sens figuré. C'est quelque chose que vous travaillerez, en formation et quotidiennement chez vous.

Chacun qualifiera l'état « d'après massage » avec ses propres mots... À mes yeux, en massage de bien-être, pour que la personne se sente libérée, bien, ouverte, plus légère, déstressée, détendue, etc., **il est fondamental d'apporter de l'air et du mouvement** dans les étages du corps bloqués, tendus, qui ne respirent pas.

Si vous voulez amener de l'air dans un corps par le toucher, pour commencer, il vous faudra, vous, **respirer librement** à tous les étages.

Il vous faudra vous sentir **libre corporellement**, à l'aise avec **la sensualité**, très différente de la sexualité. La sensualité peut être sexuelle éventuellement, par contre, tous les moments de sexualité ne sont pas nécessairement sensuels...

Questions :

Comment cela se passe pour vous une heure d'arts martiaux, au niveau du souffle et de la souplesse ?

À quand remonte votre dernier souvenir d'un moment d'une cosmique sensualité, en dehors de toute relation intime ?

À vos yeux, existe-t-il quelque chose sur terre de plus sensuel qu'un massage de bien-être ?

Il vous sera difficile d'exercer sérieusement ce métier de masseur, dans un toucher juste, si la notion de sensualité n'est pas claire pour vous, si vous ne savez pas vivre votre sensualité sereinement. Et surtout, si la limite et la différence entre sensualité et séduction, sexualité, ne vous apparaissent pas comme une évidence.

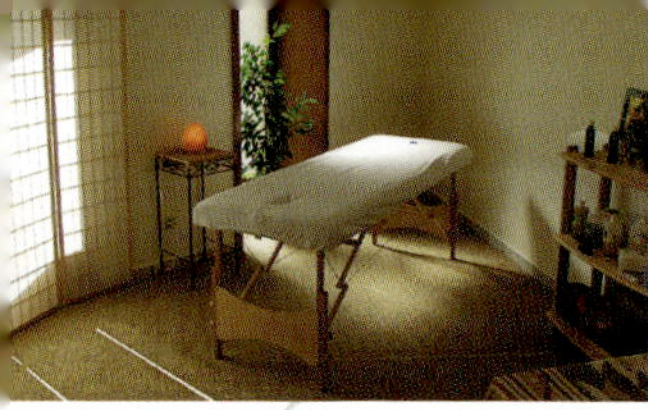

1.2. Votre espace de travail, votre cadre

a. L'espace de massage

La qualité de l'espace dans lequel vous recevrez vos clients conditionne la qualité du massage que vous donnerez, ou tout du moins son environnement. Ce qui est important avant toute chose, c'est le calme des lieux. La personne doit sentir :

> que personne ne la dérangera (espace clos)
> que son intimité sera préservée (pas de vis-à-vis)
> que le silence et le calme ne seront pas perturbés (aucune nuisance, surtout téléphonique)
> la possibilité de chauffer facilement et rapidement à 25 °C si besoin
> la douceur des rayons du soleil sur la peau à travers un voilage les après-midi d'hiver... quel bonheur ! Aucune lumière artificielle ne peut remplacer la lumière naturelle
> une surface aux environs de 25 m^2
> un point d'eau et un WC obligatoires
> un espace d'attente pour les visiteurs ou le client suivant
> une hygiène parfaite
> une tenue de masseur impeccable (ongles propres, cheveux tirés en arrière, visage soigné, pas de bijoux, vêtements sobres, confortables et élégants)
> aucune allusion religieuse. Sachez être spirituel, mais laïque

b. De l'intérêt du travail au sol ?

Incontestablement, je vous encourage au travail au sol parce que j'adore cela ! C'est sublime à recevoir, c'est magique de pouvoir s'étaler en étoile de mer pour recevoir un massage sans avoir les bras ou les jambes qui tombent de la table. La liberté du massé est totale, la relation au masseur plus profonde, l'implication corporelle du masseur dans le massage est facilitée. Et aucun risque que les pierres ne percutent le sol avec fracas en cas de chute...

Mais j'ai pris conscience récemment qu'il est facile pour moi de dire cela, j'ai plus de 10 ans de danse classique derrière moi et une souplesse de chat qui me permet de masser au sol jusqu'à 8 mois et demi de grossesse...

J'en ai assez de voir mes stagiaires au corps plus raide se faire mal dans mes cours sous prétexte de faire comme moi. Et comme dit un grand monsieur du massage que j'aime beaucoup et qui prône le travail sur table : « on peut s'habituer à tout même au pire, Isabelle ». Désormais, dans les stages, il y a le choix. Je vous montre la pratique au sol et ensuite chacun s'exerce selon sa préférence. Mais ce que j'observe, avec étonnement, c'est que les stagiaires qui menaçaient en riant d'une mutinerie à l'époque du travail exclusivement au sol, ne veulent plus entendre parler des tables maintenant qu'elles sont présentes dans les stages... À vous donc de faire votre choix...

Mais seulement après avoir reçu et donné dans les deux situations. Vous déciderez de ce qui est bon pour vous.

c. Gérer le temps

Attention, pour le massage aux pierres chaudes, la logistique est parfois surprenante au début, il ne faut pas se laisser envahir par le matériel.

Soyez méticuleux, organisé, et surtout comptez dans votre temps de travail 30 minutes de temps de chauffe et de préparation, en début de session, puis 30 minutes de nettoyage en fin de session.

J'ai souvent pour habitude de ne pas commencer ma journée par des massages aux pierres chaudes, ainsi la température a le temps de monter doucement. Je les réserve pour la fin de matinée ou de journée, la soirée.

Pour ce massage, il faut compter au minimum une demi-heure, au-delà à partir du moment où vous devenez expert en jeu des températures... c'est sans limite, la liberté de créativité est totale.

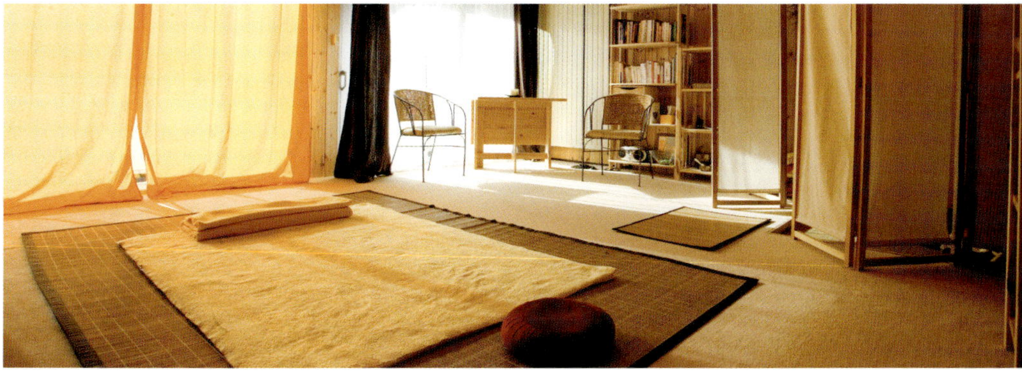

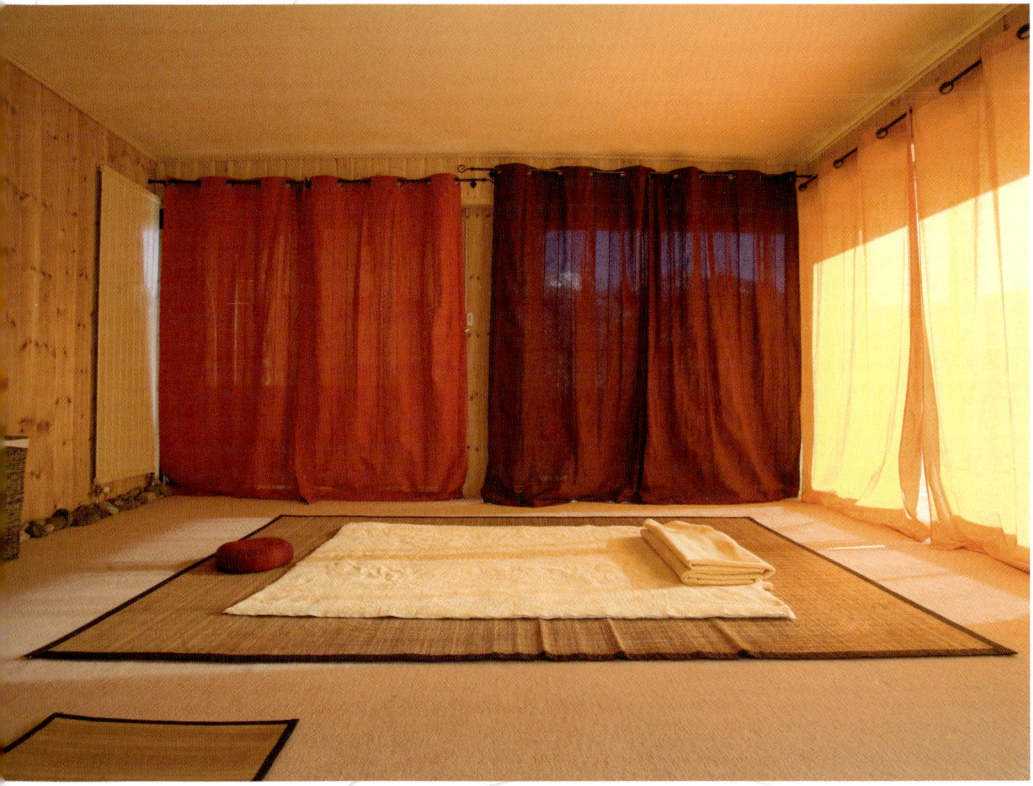

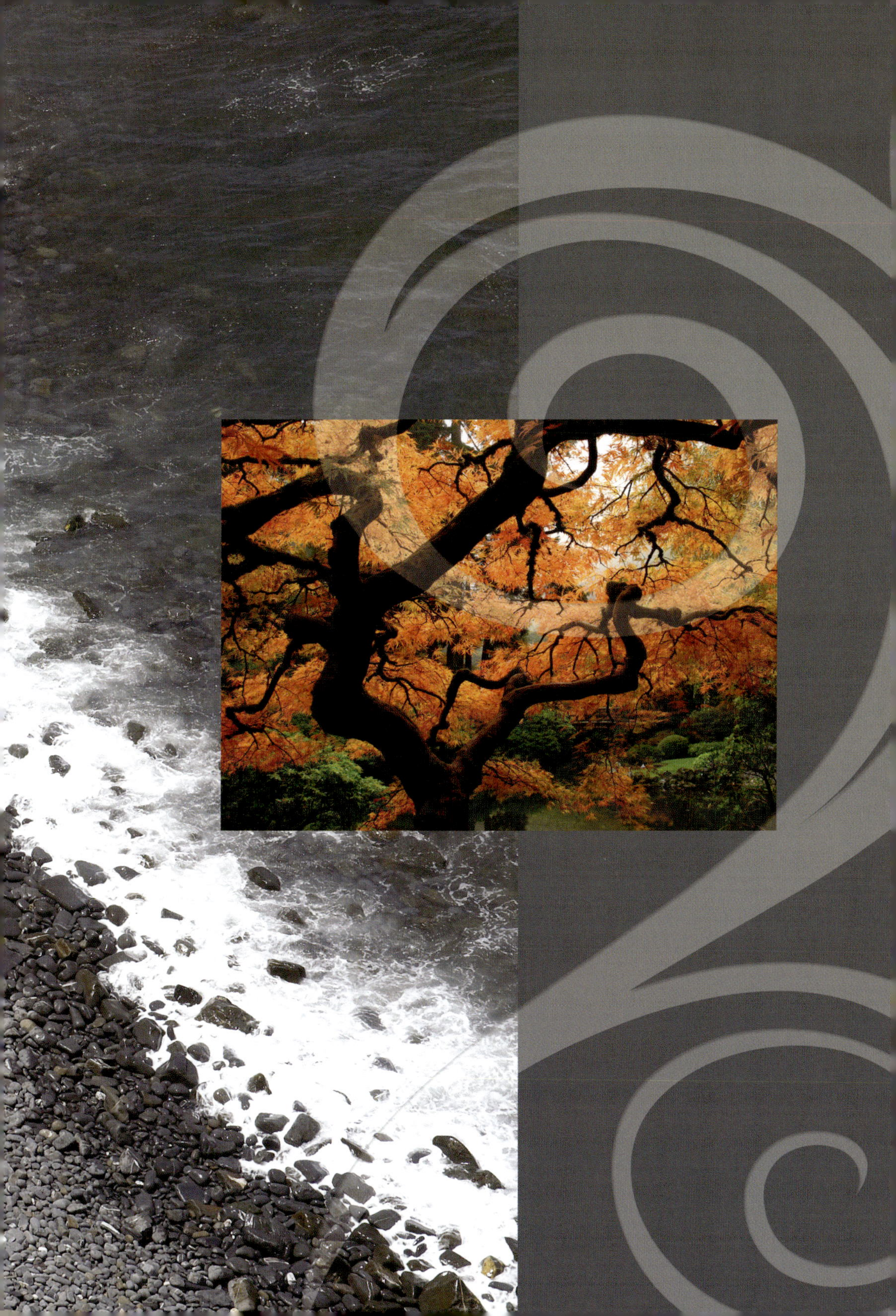

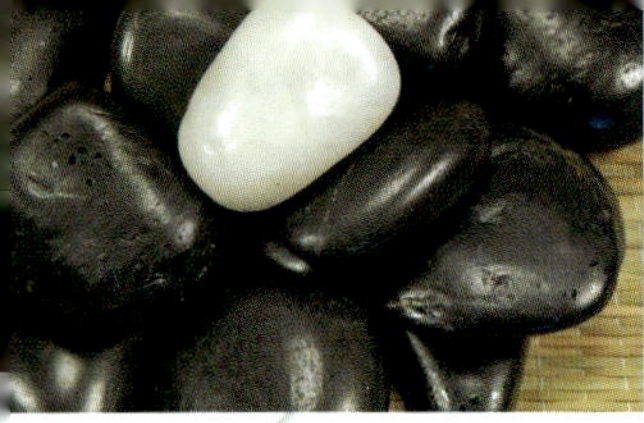

a. Les pierres chaudes... : pourquoi le basalte ? Descriptif du set de basaltes

Pour nos massages aux pierres chaudes, il nous a fallu trouver les matériaux ayant la meilleure inertie thermique possible (refroidissant lentement). Les roches issues du magma, de par leur composition, leur densité, leur nature (elle proviennent du feu), se sont avérées comme les pierres les plus appropriées.

Le **basalte** est une roche volcanique qui s'est refroidie rapidement au contact de l'eau ou de l'air, il fait partie des pierres contenant peu de silice, ce qui le fait entrer dans la catégorie des roches basiques. Le granite (roche magmatique), composé essentiellement de cristaux visibles à l'œil nu, ou la rhyolite (roche volcanique), qui ont refroidi quant à eux lentement, sont riches en silice et, par conséquent, font partie de la catégorie des roches dites acides. J'ai observé que le granite, tant par sa rugosité agressive pour la peau, même sous forme de galet, que par sa composition, avait tendance à énerver mes clients... **Nous choisissons donc le basalte qui, une fois immergé dans l'eau chaude, puis posé sur le corps du massé, refroidit lentement et diffuse une chaleur profonde, douce, beaucoup moins « piquante » que des pierres de calcaire que certains utilisent à défaut d'autres fournitures...**

Il existe différentes sortes de basaltes, mais nous n'entrerons pas ici dans le détail. Mes favoris sont les basaltes de la famille des olivines qui ont un grain si doux pour la peau et qui sont très denses.

Je préfère les galets formés naturellement par le ressac des vagues ou la course d'une rivière, plutôt que produits industriellement et ayant tous la même forme... La difficulté avec les galets naturels sera de constituer les paires de pierres identiques, mais c'est tellement plus créatif.

Descriptif du set de basaltes

Soit au total au moins 54 pierres… Sauf exception, elles ont toutes une sœur, à vous de les ranger par paires.

Nombre	Taille	Forme
1 > **Nom :** La grand-mère > **Utilisation :** À poser sur ou sous le ventre selon la position	15 cm	Grosse plate
1 > **Nom :** Le grand-père > **Utilisation :** À poser sur le plexus solaire	10 cm	Cœur plat
6 > **Nom :** Pierres de dessus > **Utilisation :** Elles accompagnent le grand-père en positionnement dessus	8 cm	Ovales rondes
12 > **Nom :** Pierres de dessous > **Utilisation :** À poser sous le dos lorsque la personne s'allonge	De 8 à 12 cm	Cookies très plat
14 au moins > **Nom :** Pierres de massage > **Utilisation :** Elles permettent de masser tout le corps Plus vous aimez masser, plus vous pouvez en avoir	De 6 à 12 cm	Grosses amandes
1 > **Nom :** L'oreiller > **Utilisation :** À glisser sous la nuque	20 cm	Oreiller
2 > **Nom :** Pierres de mains > **Utilisation :** À glisser dans le creux de la main	10 cm	Poire
1 > **Nom :** 3e œil > **Utilisation :** À poser sur le front	4 cm	Plate
4 > **Nom :** Pointes de tigre > **Utilisation :** Masser les tensions profondes avec précision et les interstices des articulations. Utile en réflexologie également	10 cm	Boudins
4 > **Nom :** Pierres du visage > **Utilisation :** Pour masser le visage	4 cm	Plates
8 > **Nom :** Pierres d'orteils > **Utilisation :** À placer entre les orteils	2 cm	Plates

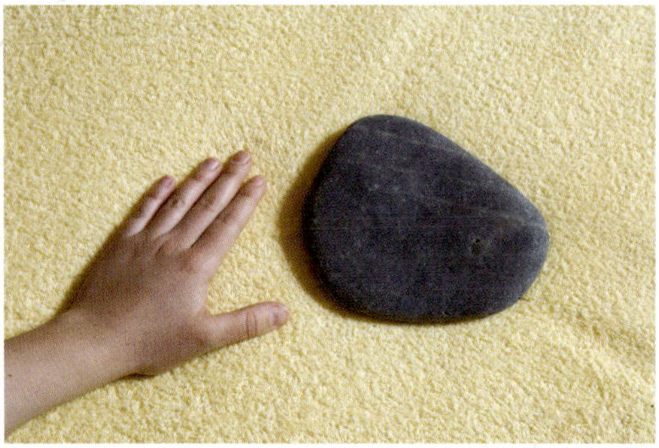

La grand-mère

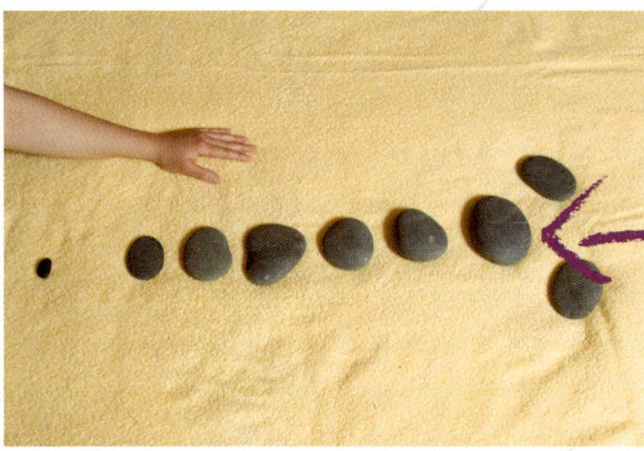

Le grand-père

Pierres de dessus

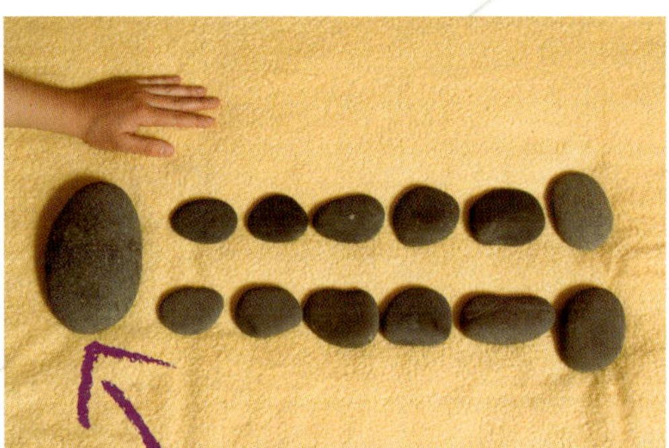

Pierres de dessous

L'oreiller

Pierres de massage

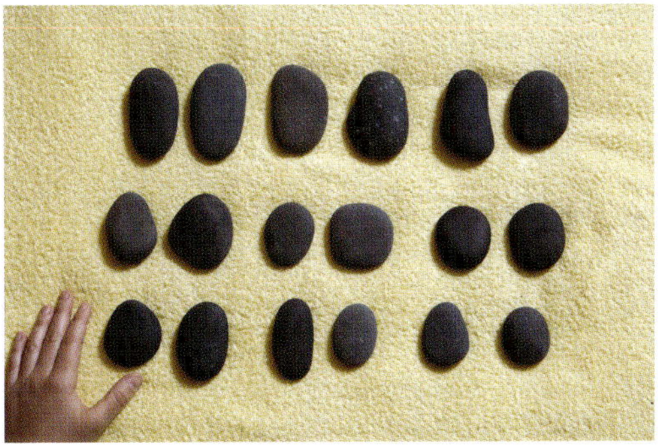

Pierres de mains

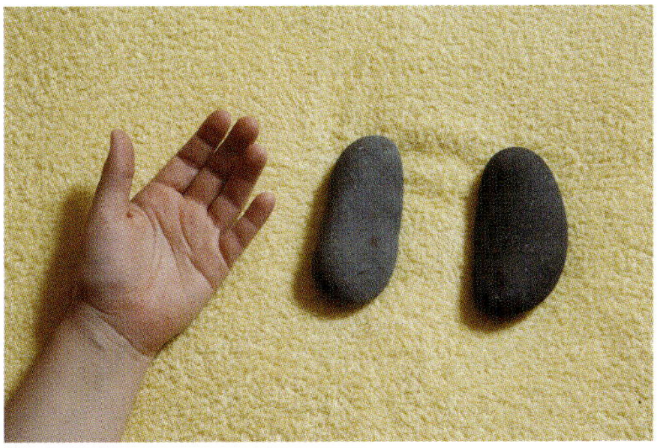

Pierres d'orteils

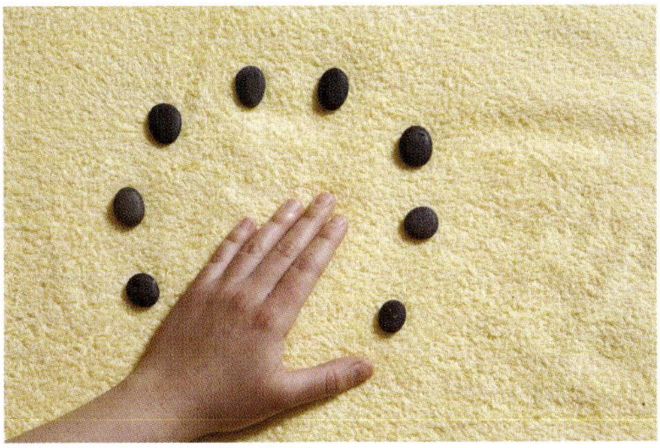

b. Les pierres froides, présentation des marbres

Prenez deux pierres de même nature à température ambiante (20 °C), celle dont la surface est parfaitement polie paraîtra plus froide que l'autre au toucher. Cela est dû à la surface de contact du matériau avec la peau qui est beaucoup plus importante lorsqu'une pierre est polie que lorsqu'elle est brute.

Le marbre est la pierre froide par excellence. Cela est dû à son effusivité thermique (pour les intellectuels, je vous laisse consulter l'encyclopédie car je n'ai pas compris la formule qui m'a semblé complexe).

C'est une roche métamorphique (la roche initiale s'est transformée à cause de la pression ou des températures subies) qui est issue de calcaires de la sédimentation, au fond des océans... elle est le contraire du basalte.

Attention, si vos basaltes sont très solides et seront toujours là des centaines d'années après vous, il n'en est rien pour le marbre qui est, lui, fragile, et éclate à la moindre chute sur le carrelage...

Je masse avec une dizaine de marbres (voir photo). Il vous faudra avoir pour chaque basalte, le marbre correspondant, dans son volume et sa forme. C'est le jeu des balances. Rien ne sert d'en avoir 54, car vous pouvez les remettre dans les glaçons après chaque positionnement, ils refroidissent vite. Il est énergétiquement (au sens kilowatt du terme) plus facile de prendre la chaleur avec les marbres que d'en apporter avec les basaltes.

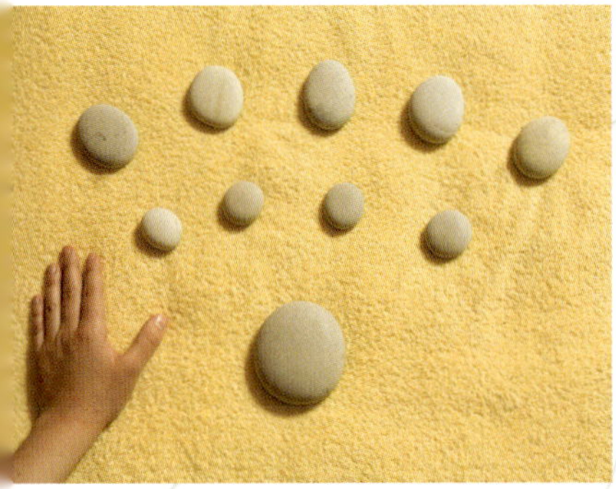

Les marbres

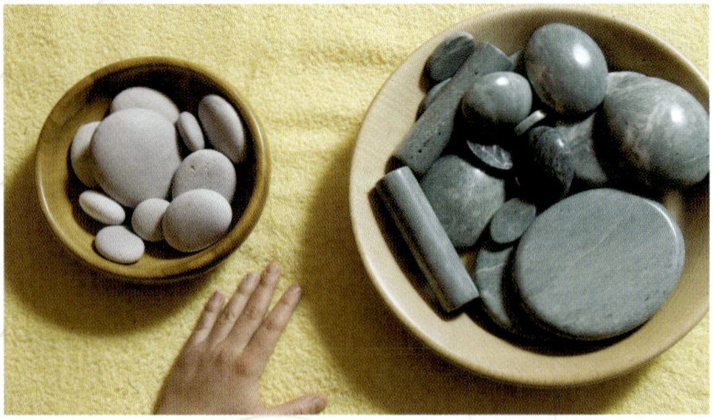

Marbres et jades

c. Les autres pierres froides

Toutes les gemmes polies peuvent servir de pierres froides en massage (voir le chapitre sur la lithothérapie), ainsi que certaines roches sédimentaires... Voyons les plus populaires...

> **Les jades** : tout comme le marbre, le jade est une roche métamorphique. Dans la symbolique orientale, le jade était la pierre relative à l'empereur, symbole de pouvoir absolu.
En dehors de toutes ces considérations, masser avec des jades, c'est la grande classe ! Je trouve cela sublime... C'est tellement beau. Si vos moyens sont illimités, des opales bleues ou des agates peuvent sublimer le soin....

> **Les galets calcaires** : « cailloux » les plus communs de France, il y en a dans quasiment toutes les rivières, ils moussent lorsque l'on met de l'acide dessus... à choisir en fonction de leur densité, de leur aspect, de leur forme...

À noter que le terme « pierre marine » est du marketing pur et que, géologiquement parlant, cette pierre n'existe pas...

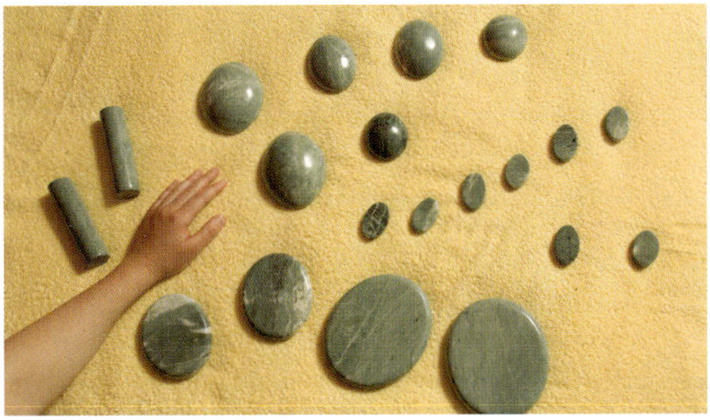

Les jades

d. Vous et vos pierres, une belle histoire : ou la magie de l'intention dans la relation

Apprendre par cœur la théorie des pierres, de la technique, des mécanismes énergétiques est fondamental pour un travail précis et approprié… Mais il y a des savoir-faire bien au-delà de la technique… Comme je vous le disais précédemment, votre ressenti est la clé de la justesse de votre toucher.

Lorsque vous recevrez vos pierres ou que vous irez les chercher sur une plage, il vous faudra passer beaucoup de temps avec votre set. Découvrir chaque galet, le laver, le stériliser, le sécher… et enfin l'huiler, fermer les yeux et le prendre en main… Chaque pierre a sa sœur, elles marchent par paires… En les huilant pour la première fois, leur beauté va se révéler à vous, l'intensité de leur couleur, peut-être quelques rares cristaux de minéraux… Les basaltes sont généralement noirs ou gris, mais peuvent se décliner en une multitude de tonalités allant du marron au vert, mais c'est beaucoup plus rare.

Prenez le temps de les connaître, faites les paires, créez l'harmonie entre elles, trouvez vos repères…. À force de pratique, pour chaque mouvement vous trouverez votre favorite, votre préférée…

Cela vous prendra du temps, mais c'est une étape fondamentale pour vous épanouir dans cette pratique. Ainsi, en connaissant par cœur vos pierres, en prenant le temps de les ranger et de préparer votre travail, vous entrerez pleinement dans la relation à l'autre, vous serez disponible, présent et le matériel ne sera plus un obstacle à votre présence, mais un outil favorisant l'accompagnement.

Chaque soir, lorsque vous quitterez votre espace de travail, une fois vos pierres lavées et séchées, amusez-vous à les poser en mandalas sur le tapis de massage. Ce sont des dessins tellement beaux… c'est un moment empli de sérénité. Vos pierres feront le plein d'énergie pendant la nuit, et le matin en arrivant, vous aurez l'impression qu'elles vous attendent pour passer avec vous une merveilleuse journée de travail.

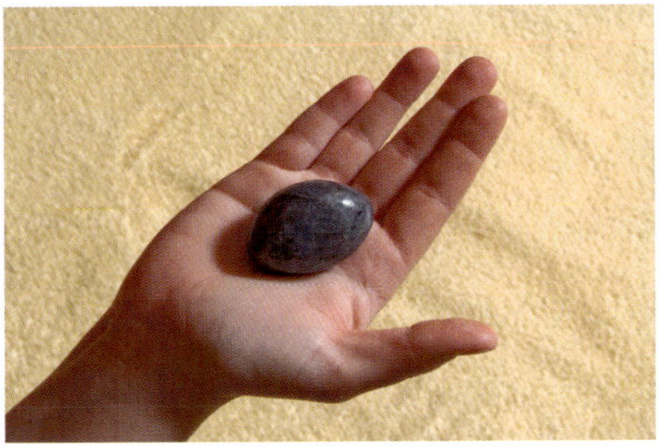

Labradorite

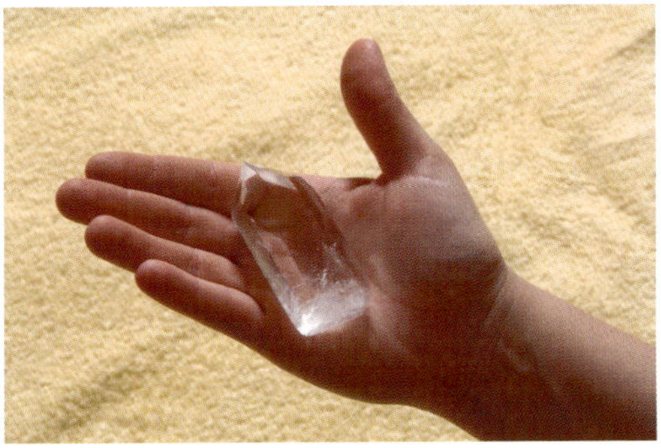

Cristal
de roche

e. Les accessoires

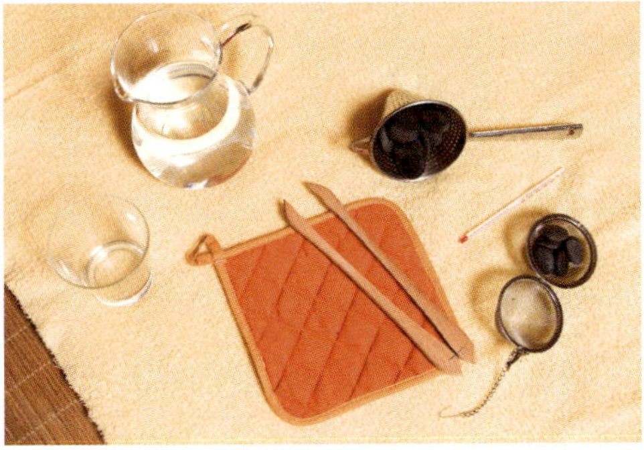

Je ne suis pas adepte du marketing et des accessoires à prix d'or. En terme de qualité, les pierres et l'unité chauffante sont le plus important (pensez à la garantie !). Ensuite, le reste est peu visible du client et fait partie de vos coulisses, vous choisirez ce qui est confortable pour vous, ayez le goût du beau (qui ne rime pas nécessairement avec cher...).

Concernant l'unité chauffante, il n'est pas possible avec notre méthode de travailler avec les « petits modèles » ovales, il vous faudra au minimum la « grande cuve carrée » qui elle seule peut contenir toutes nos pierres.

Récapitulatif du matériel nécessaire à la pratique du massage aux pierres chaudes

- ❑ > les basaltes, pierres chaudes
- ❑ > les marbres, pierres froides
- ❑ > autres pierres froides et cristaux
- ❑ > une unité chauffante
- ❑ > une Thermos de glaçons pour refroidir les marbres ou mieux, un congélateur, un freezer, une glacière, un torrent de montagne...
- ❑ > un tatami, matelas de massage,
  ou bien, si vraiment le travail au sol vous perturbe, une table de massage
- ❑ > au moins quatre petits coussins plats
- ❑ > un coussin rond et long (pour mettre sous les chevilles ou genoux)
- ❑ > un drap de lit en 90
- ❑ > un grand drap de bain (200 x 150)
- ❑ > deux draps de bain
- ❑ > deux serviettes de toilette
- ❑ > un essuie-mains
- ❑ > une couverture polaire toute douce (200 x 150)
- ❑ > de l'huile de massage (base + huiles essentielles)
- ❑ > un gant de cuisine ou une manique pour les ustensiles chauds
- ❑ > une cuillère en bois
- ❑ > une pince à cornichons en bois
- ❑ > une boule infusette à épices (5 cm de diamètre)
- ❑ > un petit panier en inox ou un tout petit chinois de cuisine (5 cm de côté)
- ❑ > un tissu blanc pour le fond de la cuve
- ❑ > un thermomètre (gradué de 10 °C à 80 °C environ)
- ❑ > une horloge (qui ne fait pas tic-tac !!!)
- ❑ > deux sacs à pierres de taille moyenne
- ❑ > un panier en osier (25 cm de diamètre)
- ❑ > un grand panier pour tout votre matériel
- ❑ > solution stérilisante à base d'huiles essentielles pour l'eau de la cuve
- ❑ > lingettes antiseptiques
- ❑ > alcool et dissolvant
- ❑ > produit moussant de nettoyage, désinfectant et dégraissant
- ❑ > une brosse de nettoyage
- ❑ > des bougies
- ❑ > de la merveilleuse musique pour les massages
- ❑ > une carafe d'eau fraîche et un verre
- ❑ > un portemanteau et des cintres
- ❑ > ...des clients !!!

f. Entretenir le matériel : entre hygiène et spiritualité

La première fois que vous recevrez votre unité chauffante, je vous suggère de la faire fonctionner à l'extérieur, car pendant plusieurs heures une odeur nauséabonde s'en dégage.

Il est fondamental que vous passiez beaucoup de temps pour correctement nettoyer votre matériel. Tout doit être impeccable sous peine de rapidement coller. C'est l'inconvénient du massage aux huiles. Tout le textile est lavé régulièrement, si possible par les blanchisseries de professionnels. Même avec ce traitement, les serviettes finissent par rancir.

Pour un masseur professionnel massant aux huiles, le linge doit être changé chaque année au moins. N'hésitez pas à utiliser des lessives parfumées, car l'odeur du gras sur le linge fera fuir tous vos clients même si les serviettes sont propres pour chaque personne.

Passez tout à l'alcool entre chaque client : poignées de porte, accoudoirs de chaise, flacons d'huiles, rebords de table, afin de dégraisser. Ce n'est pas être maniaque, c'est être soigneux. Il m'est arrivé de ne plus pouvoir récupérer la poignée d'une porte parce que j'avais oublié ce détail et qu'au fil des jours elle s'était graissée.

De même, il ne faudra jamais faire monter la température des galets au-delà de 75 °C, car vous brûleriez la pellicule d'huile qui les entoure et cela les rendrait définitivement collants. Si cela arrivait par accident, plutôt que de changer de kit vous pourriez passer vos pierres au lave-vaisselle pour essayer de les récupérer, mais leur état énergétique serait alors à retravailler entièrement !!!

Concernant le lavage des mains, il est systématique entre chaque client et jusqu'au coude, à l'aide d'un savon approprié qui respecte votre peau... L'eau froide vous aidera à "couper" le lien énergétique de la séance...

Si vous massez plusieurs clients avec les pierres le même jour, vous devrez aseptiser l'eau soit par des produits chimiques spécifiques, soit par des solutions d'huiles essentielles bactéricides rendues hydrosolubles (cette connaissance ne s'improvise pas).

Tous les soirs, lorsque vous rangez votre matériel, il doit être propre comme au premier jour, ne partez jamais en disant « je le ferai demain matin en revenant», car si vous laissez refroidir l'eau sale dans la cuve, vous aurez du mal à tout nettoyer. Brossez les basaltes avec une solution antiseptique antibactérienne dégraissante, passez vos marbres à l'alcool ménager pour les dégraisser et passez-les au spray antiseptique.

Ensuite, pour ce qui est de l'intention que vous mettez dans le soin à vos pierres, le fait de les recharger énergétiquement, sur le plan vibratoire, de leur faire prendre le soleil, etc., nous verrons cela au chapitre « lithothérapie ». C'est la part de spiritualité qu'il y a en chacun de nous. Vous y serez plus ou moins sensible, et je respecte les convictions de chacun.

Prenez garde à toujours débrancher votre unité chauffante avant de vider la cuve pour la nettoyer. Une de mes stagiaires avait oublié de débrancher la prise ; après son départ, le thermostat s'est enclenché, la cuve a chauffé toute la nuit à vide, tout s'est mis à fondre y compris le fil électrique, manquant de peu de mettre le feu à son cabinet. Elle est arrivée juste à temps...

g. Où acheter, comment se fournir...

Concernant les pierres, c'est sur Internet que cela se passe, ou dans la nature près de chez vous (le basalte représente 75 % de la surface de la croûte terrestre). Je ne vous ferai pas la liste des sites ayant des offres sérieuses, car le marché explose tellement à l'heure actuelle que nous voyons tout et son contraire. Les choses sont si fluctuantes que ce que je pourrais vous suggérer à l'heure où j'écris ce texte serait déjà dépassé au moment de son impression. Nous avons, pour nos stagiaires, sur le site Internet de l'École du Massage de Bien-Être, les coordonnées de fournisseurs sérieux en qui nous avons confiance. Cette liste est mise à jour régulièrement en fonction de l'offre et de la demande. Elle est en libre accès dans « l'espace élève », n'hésitez pas à la consulter.

www.ecole-du-massage.com

Pour les accessoires, les rayons droguerie ou accessoires de cuisine sont des mines d'or à bon marché, les magasins de déco, les animaleries pour les épuisettes ou filets, les magasins biologiques...

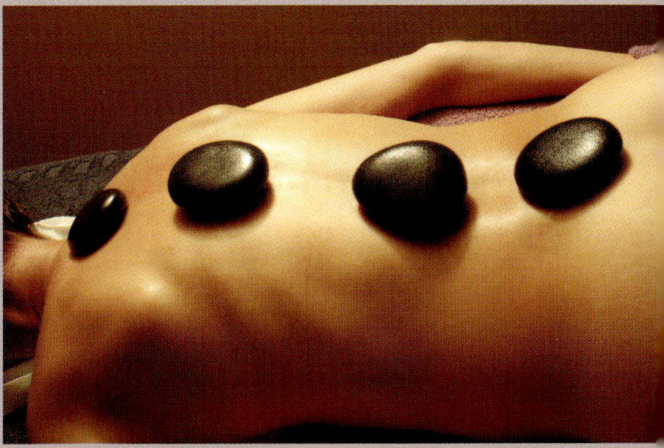

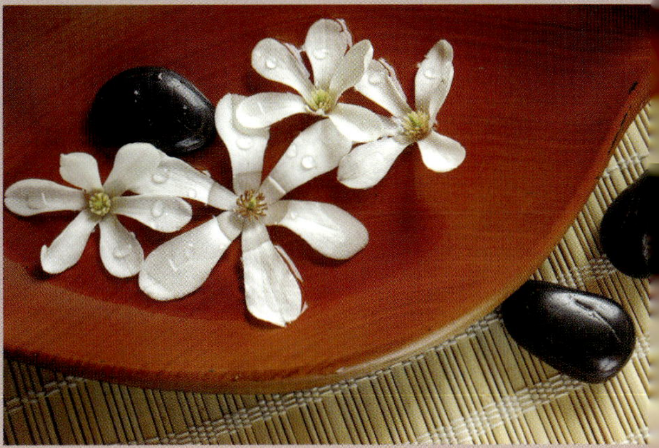

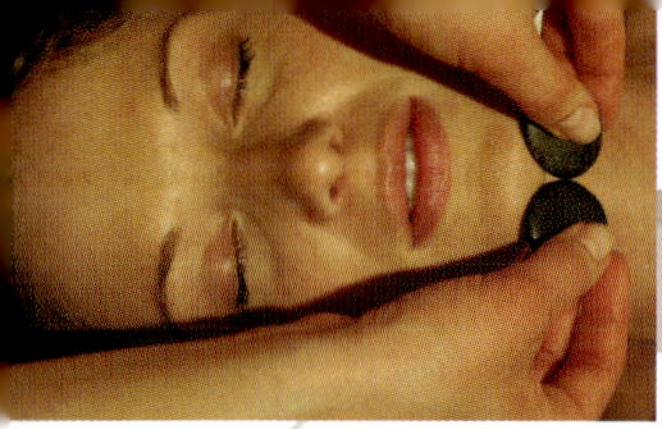

a. Le massage de bien-être et les limites du non-thérapeutique

Dans les sessions de formation, les stagiaires apprécient beaucoup le temps que nous prenons ensemble pour clarifier les choses.

Lorsque l'on fait du massage de bien-être, il y a plusieurs chemins possibles quant à l'évolution que l'on donne à son métier...

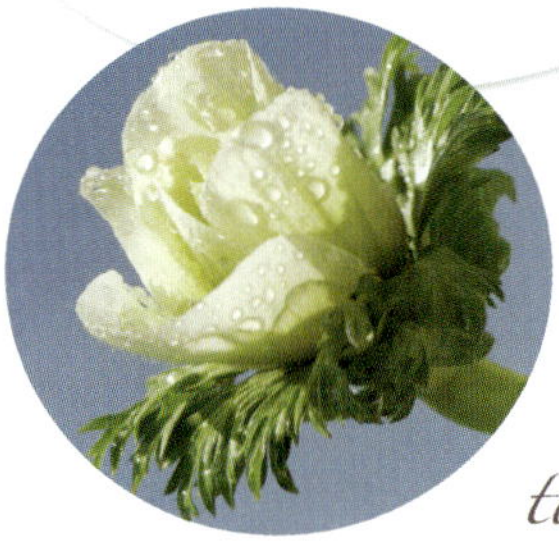

Un massage de bien-être sublime l'instant ! ... des bougies partout, une salle préparée merveilleusement, tout est doux, tout sent bon, la lumière apaise le regard, votre praticien apprêté avec soin... la musique tel un murmure à votre oreille... l'infusion, ravissement du palais.

...Apesanteur... ...cœur et corps en fête...
À cet instant, tout n'est que sensualité à l'état pur,
la vie, voluptueusement délicieuse, pétille.

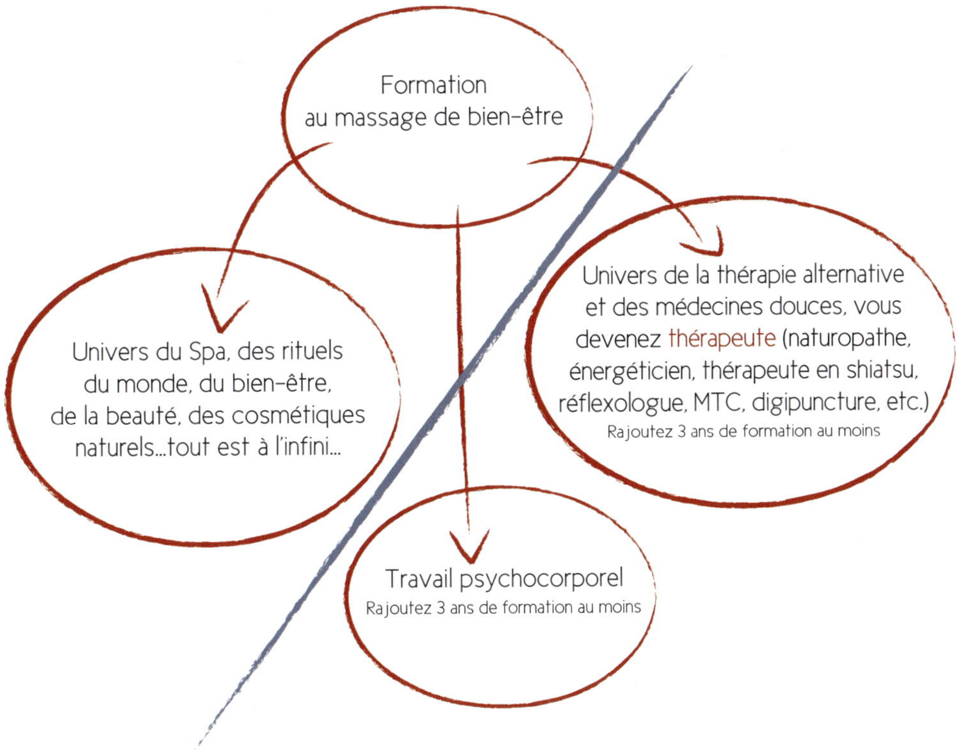

Tout dépend de ce que vous avez envie de vivre. Il est important de ne pas jouer à l'apprenti sorcier en vous prenant pour un thérapeute si vous n'en êtes pas un. C'est malhonnête et dangereux.

b. Bienfaits du massage aux pierres chaudes et froides

Le plaisir d'être massé

Il existe une gamme infinie de touchers suivant le type de massage.
Au-delà, il existe une gamme encore plus infinie de plaisirs et de sensations offerts par les nuances du toucher.
Au début, le massage rime avec détente. Image d'un corps qui s'étend, se repose, se délie et s'ouvre à une nouvelle stimulation.
Une main se pose et c'est un nouveau chapitre de mon histoire qui débute.
Cela démarre doucement. Tout d'abord une rencontre avec l'autre. C'est le départ pour un voyage intérieur. Des portes qui s'entrouvrent, des corridors secrets en soi qui se délivrent. L'histoire se déroule, les mêmes notes, un arrangement différent, une nouvelle partition et des nouvelles sensations.
Une main, un doigt, un souffle qui nous guident et l'onde nous traverse. Je suis le mouvement. Il jaillit en moi, de moi, de l'autre, par l'autre.
C'est un peu comme un tableau aimé et connu. Nous l'avons observé à maintes reprises, mille fois peut-être, et un jour, il nous apparaît nouveau. Il nous offre un autre langage, un autre point de vue.
Un autre chemin possible, un voyage à l'intérieur de moi.
Une vague puissante qui nous emmène vers l'inconnu ou le connu oublié. Un envol majestueux suivi d'un accord nouveau de perceptions, où l'écoute mutuelle fait naître un dialogue avec moi, avec l'autre. La confiance s'est installée à petits pas, tâtonnements, hésitation, frétillement des émotions et sentiments gouvernés, poésie de l'instant.
Le toucher me donne corps au rythme de rebondissements, aspirations intérieures, craintes extérieures. Je papillonne ou je m'engage. Peut-être le geste généreux va m'amener vers cette découverte en profondeur. Rencontre avec le silence qui me parle.

De nouvelles nuances dans le toucher et j'oscille entre l'élégie des images et la rencontre des lueurs qui me réchauffent. La rencontre en moi peut se faire. Mon corps se délivre. J'emprunte les lignes courbes du paysage qui s'offre à moi. J'entrevois de nouveaux horizons.
Le mouvement est entraînant : fourmillements, chaleurs, vibrations, relâchement, tensions. Je suis habitée d'un élan vital. Je n'ai pas peur, je ne suis pas seule.

Sentiment fort d'exister.
Doigté du toucher, bienveillance et tendresse, j'accepte sans un mot ; ce sont mes cellules qui m'entraînent dans cette danse. Elles m'aspirent dans ces mouvements généreux et amples. Le mouvement s'étoffe et se remplit. Tout vient de l'intérieur. Je me nourris grâce à la présence et le dialogue entamé à deux.

Cette forme d'attention nous guide vers notre humanité. Dans l'expérience du massage de bien-être, je jardine et cultive mon humanité. Nous cultivons notre humanité dans une forme de communication silencieuse et efficace, sans peur et insécurité. Ensemble, nous avons créé un espace commun de compréhension et d'écoute.

Cette main posée qui se déploie, se meut, développe une autre forme d'acuité sensorielle. C'est un regard à la troisième personne qui nous offre le « discernement ».

Voici le moment du retour au calme ; chacun s'est engagé dans le respect de l'autre. Présence légère et aiguisée. Expérience de l'ouverture du cœur, une qualité de présence comme préalable à une relation véritable. Expérience d'une communion dans le mouvement, dans le bruit du silence. Une partition intérieure d'un art éphémère. La beauté du geste, garantie du respect et de l'écoute, la générosité du geste susurrent une poésie qui nous transporte chaque fois plus loin, toujours dans l'ouverture et la liberté du cœur.

Par Véronique Archer, élève de l'École du Massage de Bien-Être®

Ce que le massage aux pierres chaudes apporte en plus :

La dimension du massage devient, dès lors que les pierres se mettent en œuvre, beaucoup plus profonde. La personne s'abandonne plus vite, elle entre en confiance plus facilement grâce au réconfort apporté par la chaleur des basaltes. Tout se met en œuvre plus facilement, plus intensément, la séance se vit avec plus d'ampleur. Au-delà des mots, vous comprendrez lorsque vous aurez ressenti...

c. Contre-indications

C'est la première question que me posent les stagiaires dans leur première heure de formation à l'école du massage. Les masseurs qui souhaitent devenir professionnels sont traumatisés à l'idée de faire du mal à leurs clients ! J'honore cette bienveillance, elle est empreinte de sagesse. Cela dit, je rappelle à tous (je le dis au moins trois fois par jour en formation !) que le massage de bien-être est NON-THÉRAPEUTIQUE. Par conséquent, l'intention du masseur n'est absolument pas dans le soin au sens médical du terme... Nous sommes dans le domaine de la relaxation, de la relation, de l'échange profondément humain emplis d'amour et de bienveillance...

Cela dit, la technique des pierres chaudes comme vous l'avez vue permet d'aller un peu plus loin et nécessite donc de faire beaucoup plus attention aux gestes et à la profondeur du soin dans les situations suivantes :

> les zones de cicatrices où les tissus et les nerfs ont été coupés ressentent souvent les températures différemment et sont très sensibles
> pour les enfants de plus de 10 ans, je demande à la maman de prendre la température de l'eau de son bain et j'ajoute 5 °C au chiffre qu'elle me communique pour avoir la température de mes basaltes
> pour les enfants de moins de 10 ans, je préfère apprendre à la maman à masser son enfant
> les foulures, tensions, infections, inflammations, tendinites, maladies en -ite en général, maux de dents, migraines, fièvre, coups de soleil, rhumes de cerveau, inflammations intestinales, contusions, bleus, hématomes, piqûres d'insectes, douleurs menstruelles... je travaille avec les marbres froids seulement

J'observe la peau avec attention, et notamment les marques que laissent les pierres sur le corps...

Pour toutes ces situations, vous attendrez la fin de votre formation ou l'accord de votre formateur pour commencer à pratiquer. Au départ, vous ne pratiquerez le massage aux pierres chaudes que dans des situations « normales » donc « faciles ».

Le massage sans les pierres, soit un massage californien classique, sera préférable dans les situations suivantes :

> les maladies du système nerveux
> les affections importantes de la peau
> les femmes enceintes et l'enfant qu'elles portent
> les personnes sous traitement médical
> les affections et maladies cardio-vasculaires
> les personnes en traitement contre le cancer tant que la possibilité de présence de métastases dans le corps subsiste
> les diabétiques
> les personnes très fortes ou obèses
> les personnes souffrant d'anorexie
> les personnes dans un état de dégénérescence avancée dont le métabolisme n'est plus capable de se réguler
> les problèmes circulatoires, les œdèmes, varices, rétention d'eau...
> les maladies auto-immunes dans des états de crises ou aiguës
> les situations d'épilepsie, de dépression, de désordres mentaux
> les personnes sous cortisone

Pour toutes ces situations, vous attendrez d'être un praticien expérimenté qui aura la sagesse de se rendre compte des limites de ses compétences et, surtout, qui aura dans son « sac du praticien » d'autres outils d'accompagnement par le toucher.

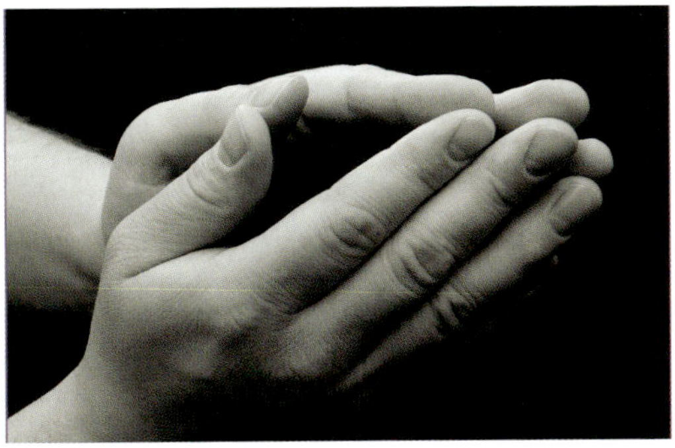

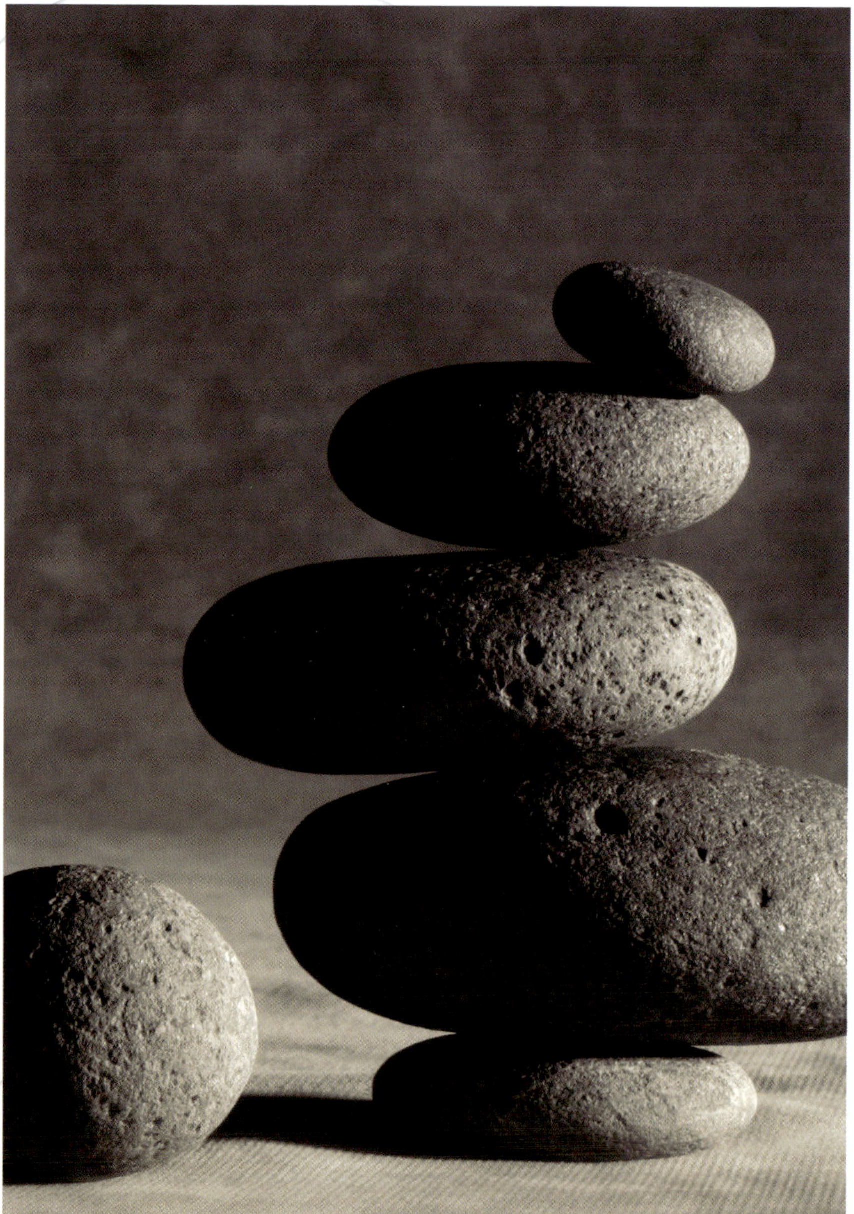

Poser un diagnostic

Attention, c'est quelque chose qu'il vous est impossible de faire. Vous n'en avez ni la compétence, ni le droit. Si vous observez une lésion cutanée étrange, vous ne pouvez rien affirmer. Simplement demander à la personne ce qu'elle en pense et, si cela l'interpelle, suggérer de voir cela avec un dermatologue.

Les clients se sentent souvent plus proches de leur masseur que de leur médecin. Il y a la distance de « la blouse blanche », le masseur c'est un peu le gentil, le bienveillant, le confident... Parfois, le masseur dégage au niveau de sa personnalité, de son savoir-être, ce à quoi le client aspire...

Aux questions : « À votre avis, j'ai quoi ? » « Qu'est-ce qui m'arrive ? » « Vous en pensez quoi de mon mal de dos ? » « Que dois-je faire à votre avis ? », excusez-moi, je vais être directe : votre avis ne vaut rien. Vous n'en savez absolument rien, vous n'avez pas appris. Si cela vous démange, faites « médecine », sinon abstenez-vous, et répondez simplement : « Je n'en sais rien. Et vous ? Qu'en pensez-vous ? ». Et c'est tout. Pas de commentaires, suggérez simplement, si la personne souffre ou si vous la sentez préoccupée par ce qu'elle ressent, d'en parler à un professionnel de santé en qui elle a confiance.

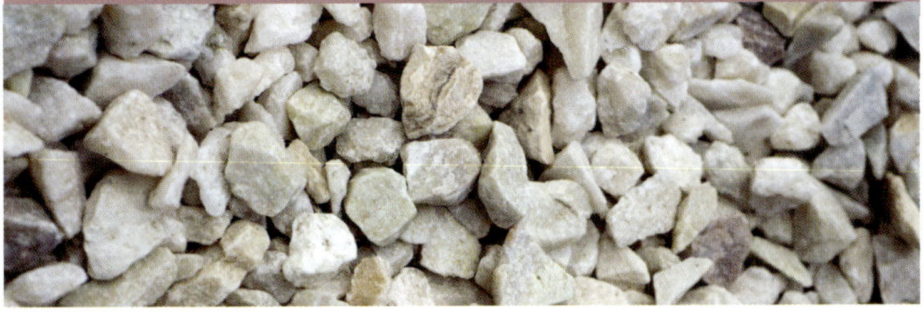

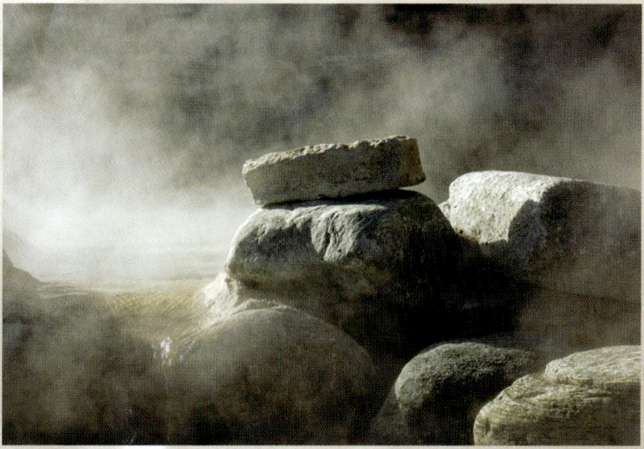

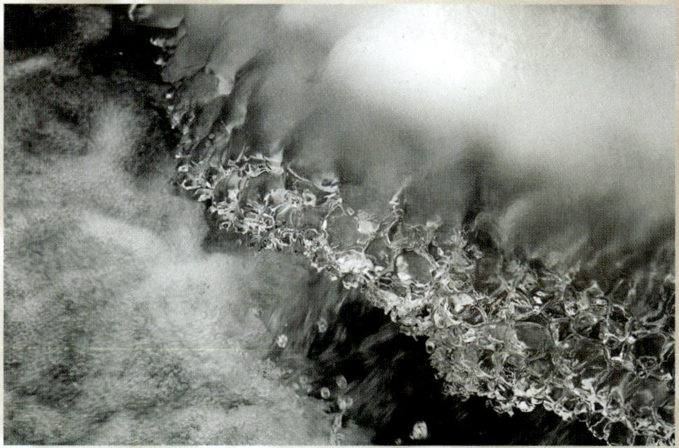

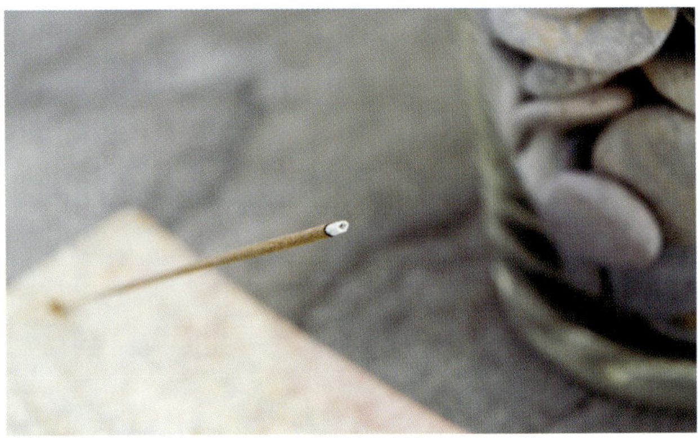

CHAPITRE 2

Apprentissage de la technique

Cette étape a son importance, car elle vous permet de gagner en efficacité durant vos manipulations de matériels au cours du massage. Elle vous libère également l'esprit, vous vous rendez disponible totalement pour votre client, il demeure du début à la fin, le centre de votre attention.

a. L'unité chauffante et les sacs de pierres

Nous allons apprendre à ranger les pierres dans l'unité en plusieurs étapes.

Étapes 1/2/3 : j'installe le linge blanc dans le fond de la cuve ainsi que la grand-mère à une place précise pour savoir où elle se trouve même cachée par les autres pierres.

Étape 4 : je prépare le sac des pierres de positionnement dessous, je les range à leur place dans la cuve.

Étape 5 : je prépare le sac des pierres de positionnement dessus, je les range à leur place dans la cuve.

Étape 6 : je cale la boîte ou mon panier contenant les pierres de visage et les pointes de tigre (travail de la nuque et du cou).

Étape 7 : je dépose par paires et par ordre de taille toutes mes pierres de massage, ainsi que ma boule à épices contenant les huit pierres d'orteils.

Étape 8 : seulement à la fin, je recouvre d'eau mes galets et j'enclenche la chauffe (puissance maximum pendant dix minutes ou puissance normale si je dois m'occuper d'autre chose et que je risque d'oublier...).

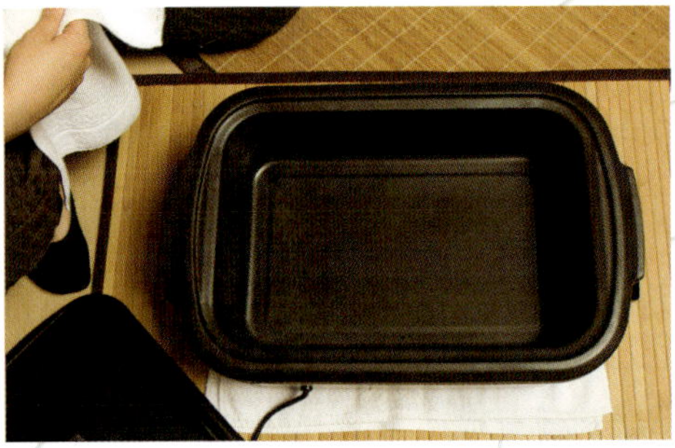

Étape 1

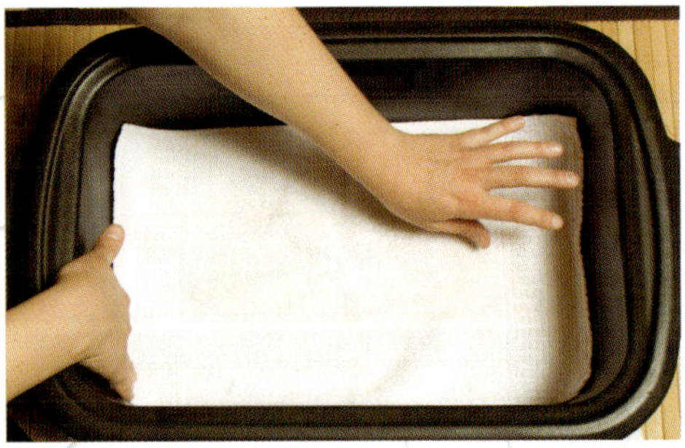

Étape 2

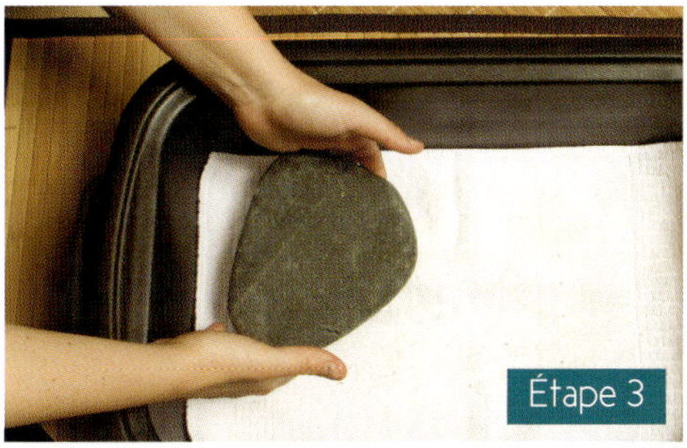
Étape 3

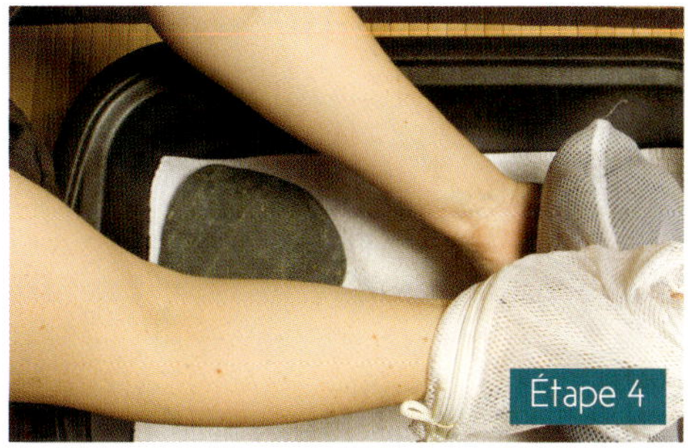
Étape 4

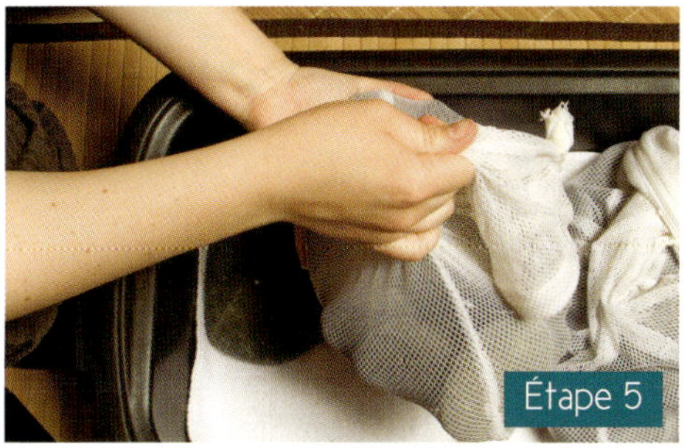
Étape 5

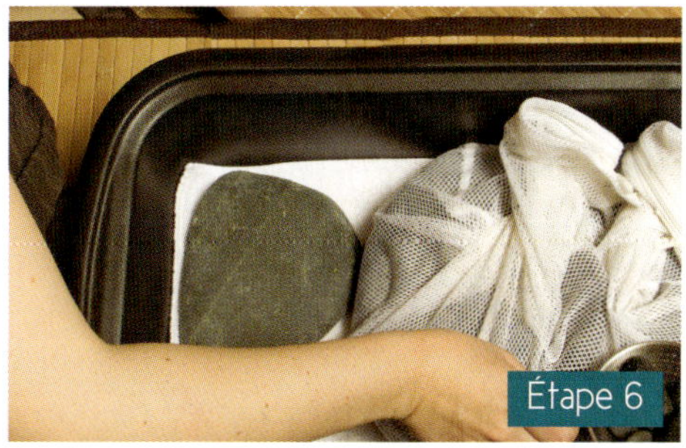
Étape 6

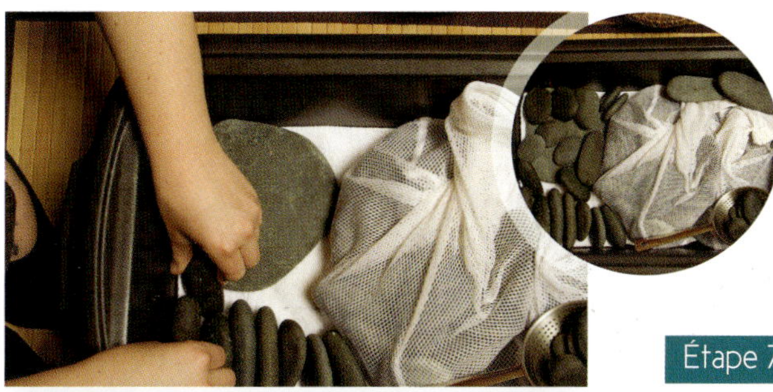
Étape 7

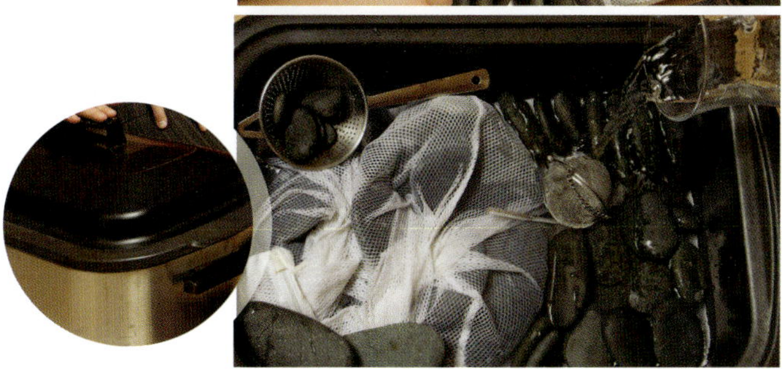
Étape 8

b. Le congélateur ?

Pour refroidir vos marbres ou vos jades, il y a diverses possibilités... Dans une pièce toute proche, pouvez-vous installer une fontaine à glace ? Un appareil à neige ? Oui, oui, cela existe dans certains Spa... Sinon, vous pouvez également apporter de la glace de chez vous dans une Thermos.... Ou si vous êtes en station de ski, récupérer la neige sur le balcon...

En résumé, pour refroidir vos marbres, vous pouvez les installer sur toute la durée du massage à côté de vous :

- dans un bol de glace ou de neige
- au réfrigérateur
- au congélateur
- dans un bol d'eau froide ou d'eau glacée
- dans une miniglacière avec des pains de glace...

Personnellement, travailler avec des jades posés sur la neige, c'est sublime rien qu'à regarder !

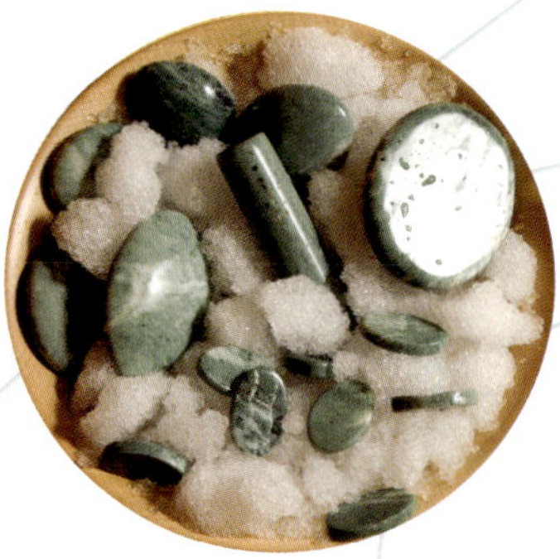

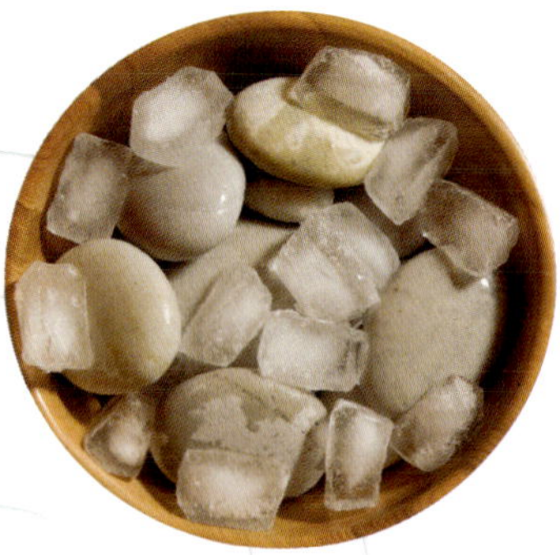

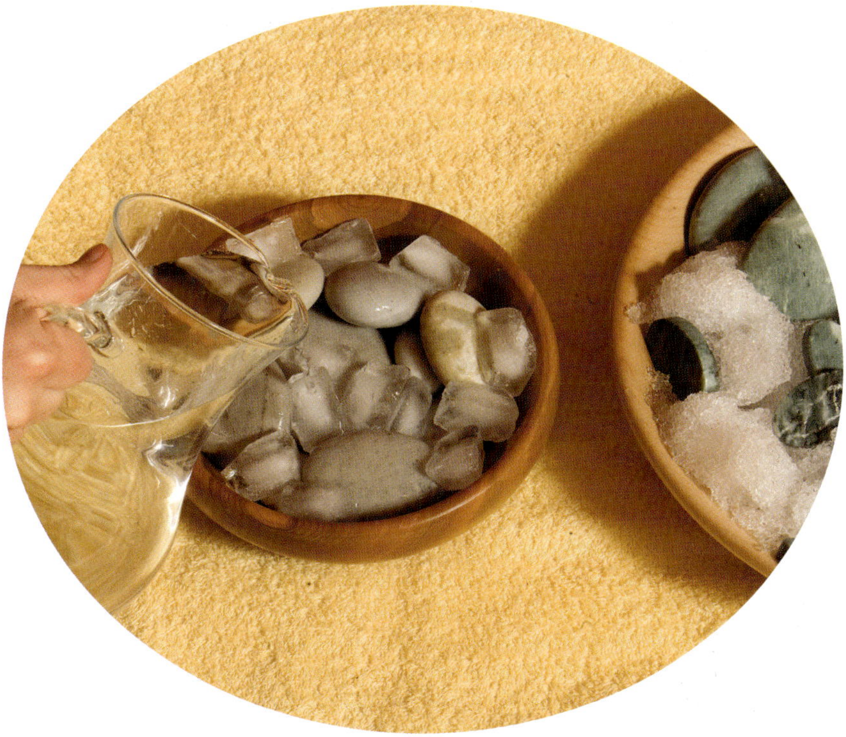

c. Préparer l'espace de massage

C'est un des moments que je préfère avant de commencer la journée. C'est une étape fondamentale pour qu'un masseur fasse du bon travail en quittant ses préoccupations quotidiennes. Les galets chauffent tranquillement, tout est calme... une musique que j'adore... quelques notes de Diana Krall...

Vous coiffez vos cheveux avec soin en dégageant bien le visage, un peu de déodorant naturel sans odeur, la pierre d'alun sera parfaite... mains pures en eaux florales... votre teint est lumineux, votre sourire est agréable, vous êtes beau... Petit à petit, votre bien-être et votre délicatesse inondent la pièce, viennent danser dans l'onde fumée des encens... Votre silhouette se glisse dans un ensemble sobre et élégant...

Plus de plis sur le tapis, les pétales exhalent de délicates senteurs, le cristal de roche danse en rayonnement...

Derniers détails : les serviettes s'enroulent et s'enlacent,
le peignoir est tiède et mœlleux,
les bougies s'illuminent,
on sonne, vous êtes bien...

Vous pouvez aller ouvrir !

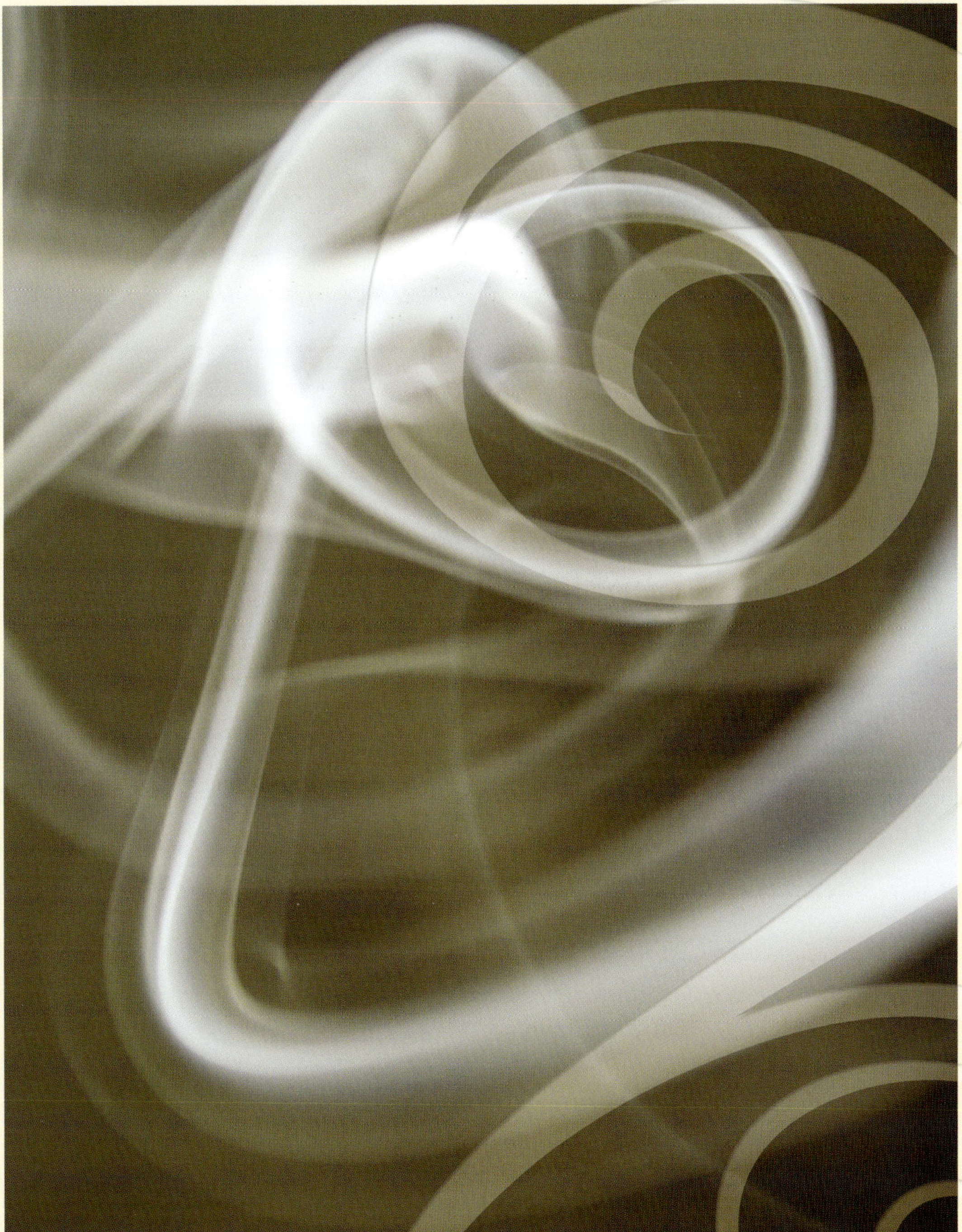

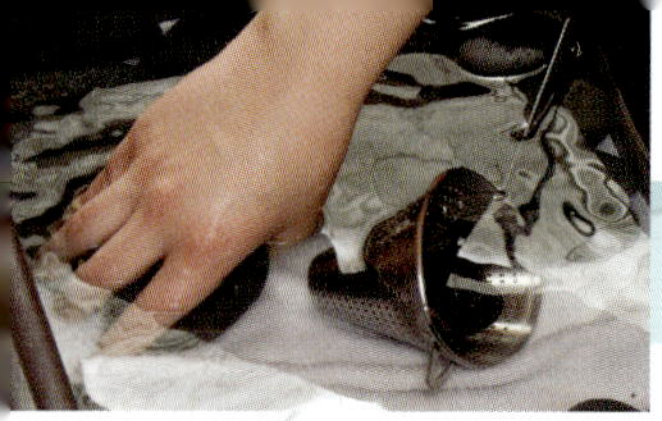

2.2. Gérer les températures

Il vous faut désormais apprendre à gérer la température de vos basaltes, ce sont précisément ces gestes-là qui font le professionnalisme d'un praticien en massage aux pierres chaudes... C'est votre aisance à chauffer ou refroidir vos pierres rapidement qui fera la différence.

Travaillons ensemble si vous le voulez bien.

Je vous laisse installer votre matériel comme nous l'avons vu dans les lignes précédentes. La série de questions qui va suivre va vous permettre d'affiner un protocole qui vous sera personnalisé, et surtout adapté à votre matériel, quel qu'il soit, en tenant compte de votre contexte.

- Votre thermomètre est-il correctement calibré ?
- Quelle est la température de l'eau du robinet avec laquelle vous venez de remplir votre cuve ? (attention aux variations été/hiver)
- Combien de temps met l'unité chauffante, lorsque le bouton est au maximum, pour arriver à 50 °C avec le couvercle ? Sans le couvercle ?
- Quel est le point de déclenchement de votre thermostat à 50 °C ? Je marque ce point sur l'unité.
- Combien de temps les galets doivent-ils rester dans l'eau à 50 °C pour être chauffés à cœur ?
- Quel est le point de déclenchement du thermostat pour maintenir la température à 50 °C pendant une heure sans le couvercle ? Avec le couvercle ? Y a-t-il une grosse différence avec ou sans couvercle ?
- La température de ma pièce est-elle constante toute la journée ? Y a-t-il de grosses variations ?
- Combien de temps l'eau de l'unité met-elle pour chauffer à nouveau lorsque je replace mes galets en fin de massage pour le client suivant ?
- Combien de temps mes galets mettent-ils pour refroidir en dehors de l'eau ? Refroidissent-ils tous à la même vitesse ?
- Combien de temps met un galet pour chauffer à nouveau à cœur lorsque je le replace dans l'eau ?

C'est en faisant des essais, en pratiquant régulièrement avec votre matériel dans votre cabinet que vous aurez la réponse à toutes ces questions.

· Quelques exemples d'ajustements : (inspirés de l'expérience de Mary Nelson)

Problèmes	
Les pierres sont trop chaudes...	
Les pierres ne sont pas assez chaudes...	
Les pierres sont trop froides...	
Les pierres ne tiennent pas sur le corps du massé, elles tombent...	
Les pierres ne tiennent pas bien sur certaines parties du corps...	
Le client trouve trop chaudes les pierres sous le corps...	
Le client trouve trop chaudes les pierres posées sur son abdomen...	
Les pierres posées sur l'abdomen sont trop lourdes...	
Les pierres des orteils tombent...	
Le troisième œil ne reste pas en place...	
Les basaltes que je pensais utiliser l'ont déjà été...	
Le client a froid...	
Je ne sais pas si la température des basaltes et des marbres convient à mon client...	
La pièce devient trop chaude et humide...	

Solutions possibles

- J'ajoute une carafe d'eau fraîche dans l'unité
- Je passe les pierres rapidement dans de l'eau fraîche
- Je les pose à côté de moi un petit moment en attendant
- Je pratique des effleurages profonds, mais rapides pour que la pierre distribue rapidement sa chaleur au corps

---

- Montez le thermostat
- Continuez de contrôler la température toutes les 2-3 minutes
- Remettez le couvercle sur la cuve

- Je les pose à côté de moi un petit moment en attendant
- Je les sèche correctement

- Retirez-les
- Essayer des pierres à la température opposée

- Vous pouvez coudre un manchon à pierre pour la nuque
- Vous pouvez utiliser un foulard à enrouler autour des articulations ou de la partie concernée

---

- Vérifiez s'il s'agit d'une pierre ou de toutes les pierres
- S'il s'agit de toutes les pierres, vous pouvez ajouter une épaisseur de serviette
- S'il s'agit seulement de quelques pierres, vous pouvez les remplacer par des pierres froides

---

- Remplacez les pierres concernées par des pierres froides
- Pensez à l'art et la manière de retirer une pierre du corps...

- Si ce sont des basaltes, remplacez-les par des marbres
- Si ce sont des pierres froides, remplacez-les par des pierres froides plus petites
- Si ce sont déjà des pierres froides petites, alors ne posez rien, c'est un autre travail énergétique qui pourra être pratiqué
- Pensez à l'art et la manière de retirer une pierre du corps...

- Retirez-les

- Essayez une pierre d'une autre forme plus adaptée
- Changez de température (chaud-froid)
- Essayez avec une autre gemme
- Si malgré tout cela, rien n'est possible, travaillez différemment en énergétique
- Déposez une gemme de votre choix sur le tapis dans l'axe au-dessus de la tête du client

---

- Remettez les basaltes dans l'eau chaude et posez le couvercle quelques instants (environ 4 minutes)
- Travaillez d'une autre manière en attendant

- Couvrez-le d'une couverture toute douce
- Si ses pieds et ses mains sont froids, changez régulièrement les basaltes à cet endroit, cela l'aidera à se réchauffer
- Découvrez-le un minimum pour travailler

- Au moment où vous introduisez la pierre dans le massage, demandez-lui simplement « comment est la température des pierres ? »

- L'été, profitez d'un ventilateur...
- Pensez à bien aérer la pièce entre chaque massage, ainsi que toute la nuit...

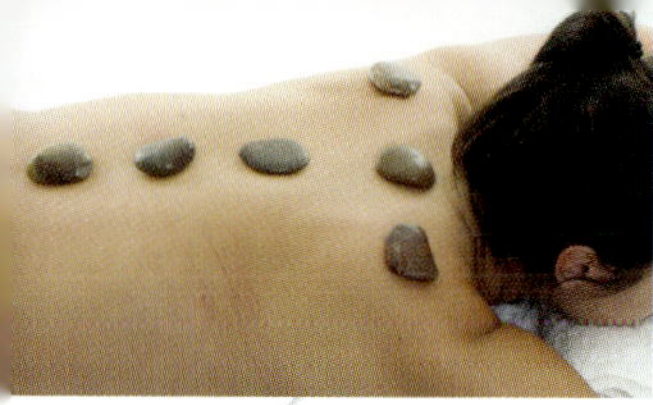

2.3. L'abscisse : positionner les pierres

Dans la manipulation des galets, nous avons trois possibilités :

> Les positionner directement sur ou sous le corps en protégeant la peau à l'aide d'une serviette.
> Masser, jouer, créer, à l'aide des galets.
> Combiner les deux méthodes en positionnant le galet à même la peau ou tout autour du corps une fois qu'il aura été utilisé en massage.

Ce travail peut être réalisé sur deux plans complémentaires : sur un plan « classique » qui est décrit ici, mais également avec une approche « énergétique», plus spirituelle ou subtile diront certains (voir chapitre 3.2). Je sais que tout n'est pas tout blanc ou tout noir dans la vie... Je vous laisserai découvrir à votre rythme la multitude de gris qui compose notre ressenti. Il est important de respecter vos convictions. Faire des exercices sur les polarités ou les chakras alors que cela vous semble farfelu, voire complètement ésotérique, n'aurait aucun sens. Ni pour vous, ni pour votre client. Vous explorerez donc ce qui vous intéresse avec autant de liberté et de bienveillance que je m'en suis accordée lorsque j'ai petit à petit découvert cet univers. Vous pourrez lire une multitude d'ouvrages là-dessus, cela ne servirait à rien. Tout se passe dans le ressenti. Sentez, expérimentez, vivez des stages sur ce thème avec des formateurs compétents, pleurez, riez, chantez si vous en avez envie... Ensuite, et seulement après avoir essayé, vous pourrez décider de ce qui est bon pour vous, en toute laïcité... Je vous le rappelle, la spiritualité est très différente de la religion, il ne faut pas les confondre. D'ailleurs, jamais vous ne ferez commerce, ni de l'un, ni de l'autre. Ne croyez qu'en ce que vous ressentez, qu'en ce que, par vos sens et votre expérience, vous avez pu vérifier. Et surtout ouvrez votre cœur et votre esprit, car, sans cette ouverture, vous ne pourrez rien découvrir.

a. Positionner les galets sous le corps

C'est un outil qui présente trois intérêts majeurs :

> Il permet à la personne d'entrer plus sereinement dans la séance avant de réellement recevoir le toucher.
> La chaleur des pierres permet d'accéder à un état de confiance plus facilement.
> Le travail du massage du dos est préparé, déjà les tissus commencent à se relâcher.

Voici notre méthode de travail :

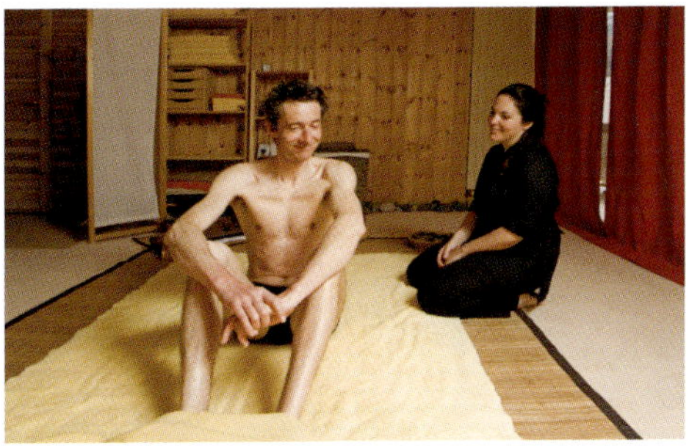

Étape 1 : vous accompagnez le client qui s'installe sur l'espace de massage.

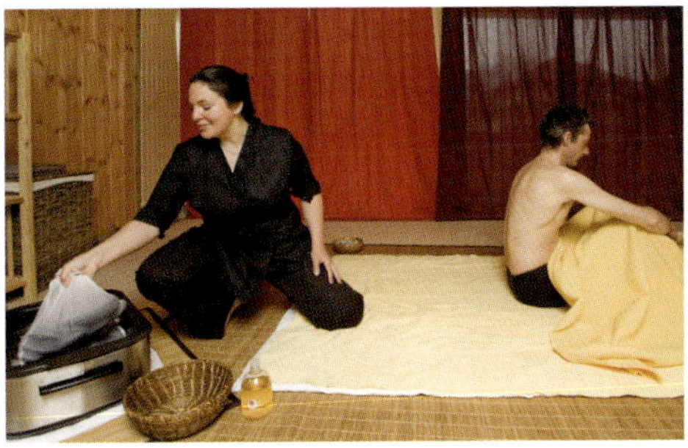

Étape 2 : vous récupérez le sac des pierres de dessous dans l'unité chauffante.

Étape 3 : vous installez les pierres sur la serviette en observant la morphologie du client et en faisant des choix entre le positionnement de basaltes ou de marbres.

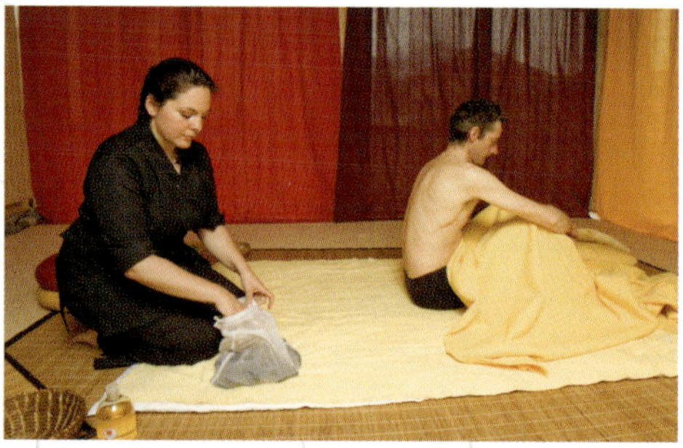

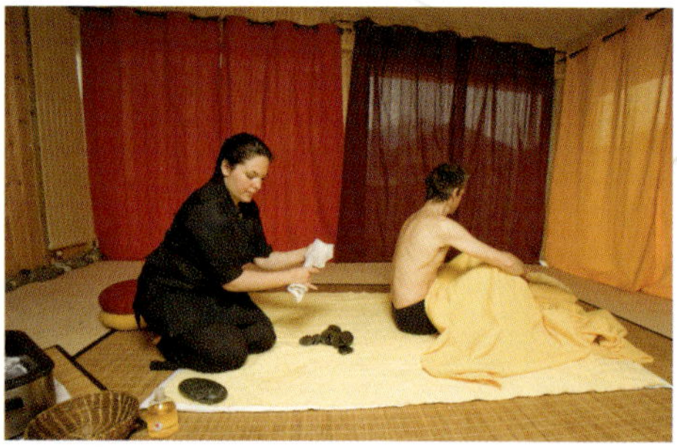

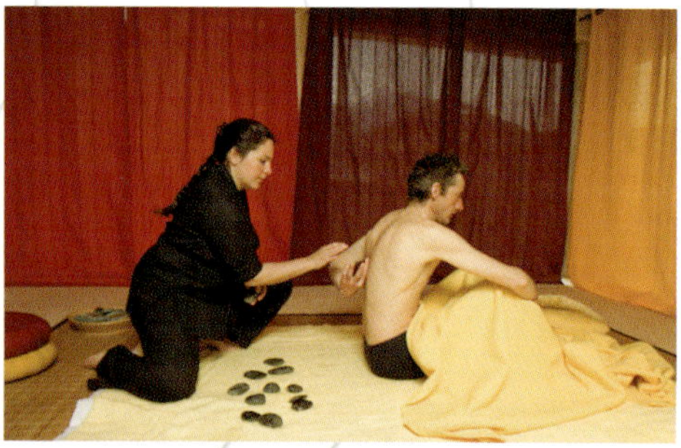

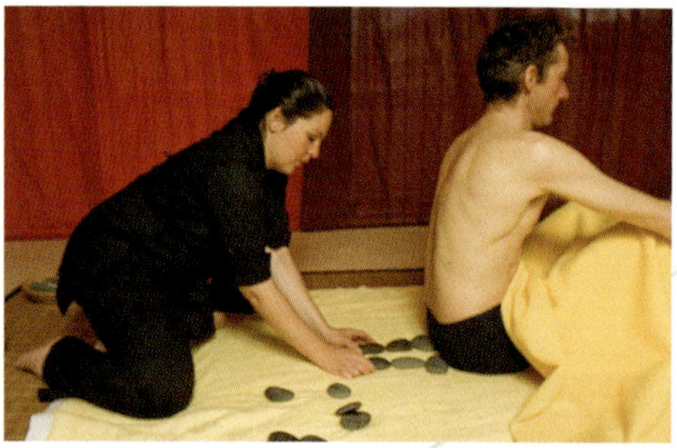

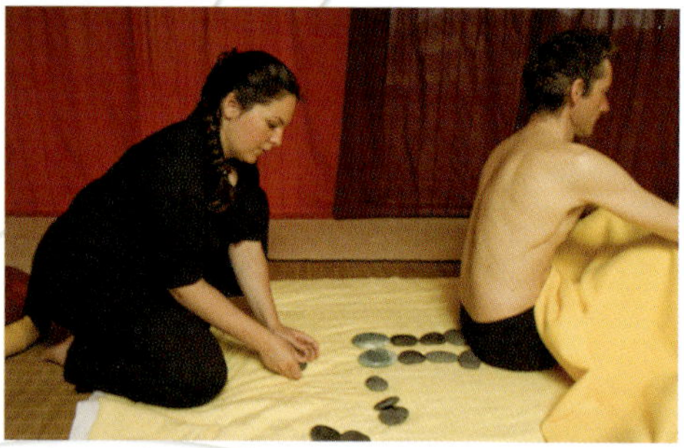

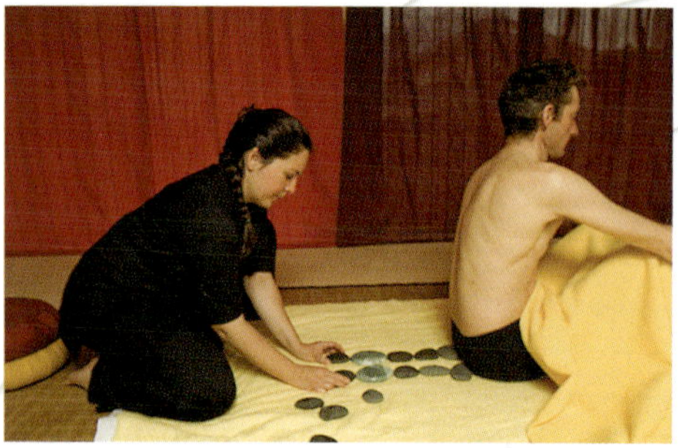

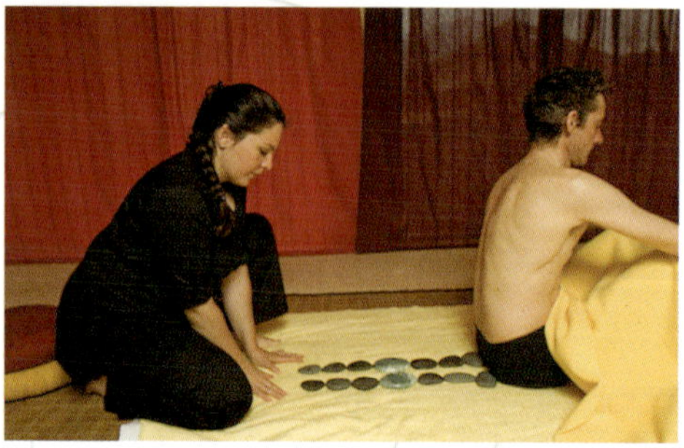

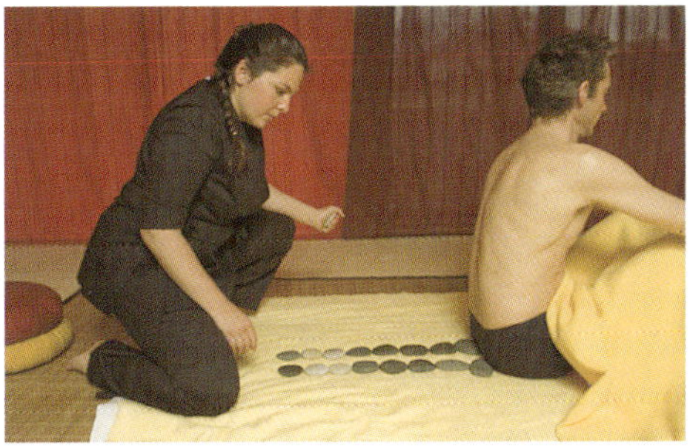

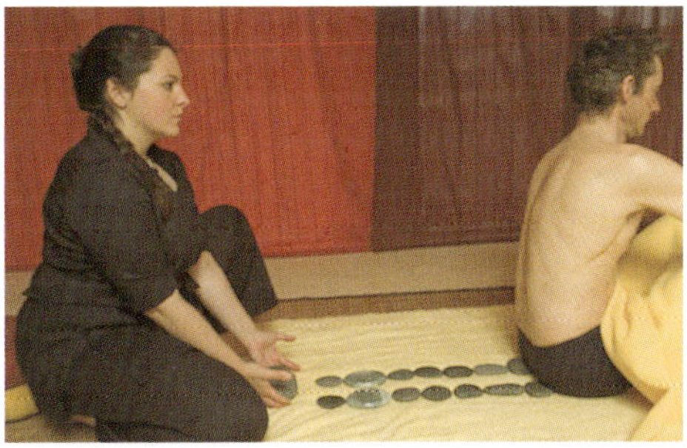

Deux autres possibilités de positionnement de pierres froides

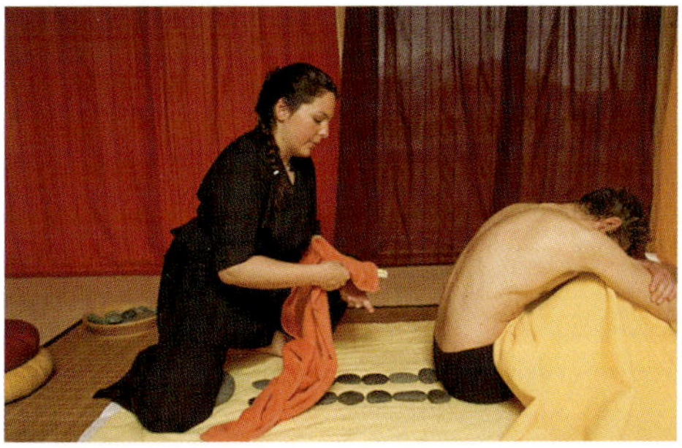

Étape 4 : vous recouvrez d'une serviette.

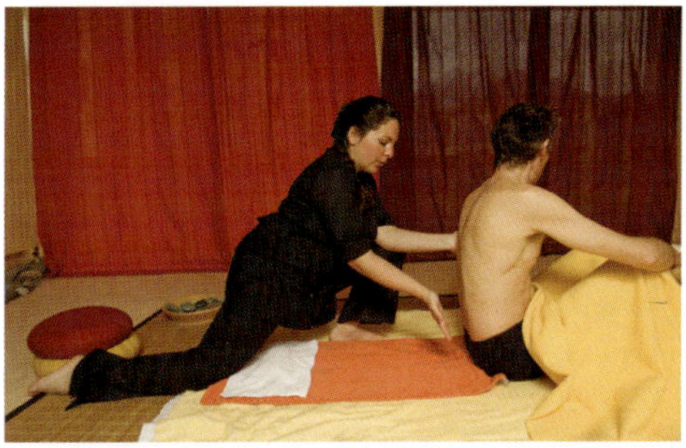

Étape 5 : vous accompagnez le client lorsqu'il s'allonge sur les galets.

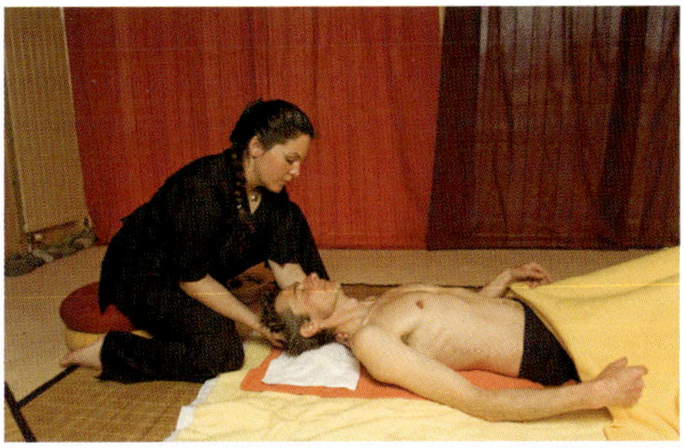

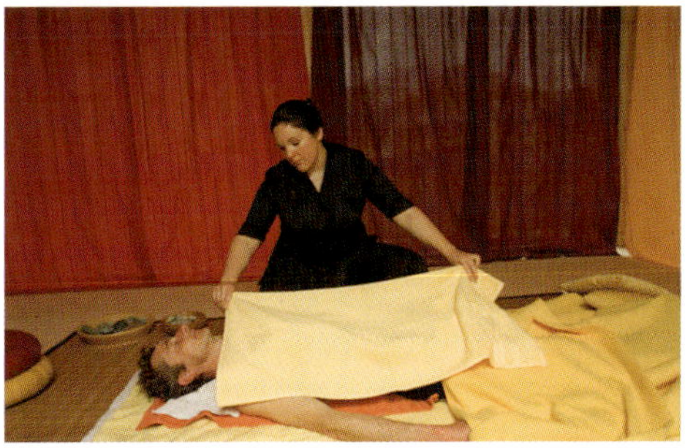

b. Positionner les galets sur le corps

Lorsque votre client est allongé sur les galets positionnés sous son dos, la sensation déjà agréable de la séance qui débute ne sera complète que lorsque vous aurez positionné également les galets sur son corps. Une fois encore, dans le choix entre les marbres et les basaltes, il vous faudra être à l'écoute de votre client et de votre intuition (qu'il est difficile de travailler en lisant un livre, en toute franchise).

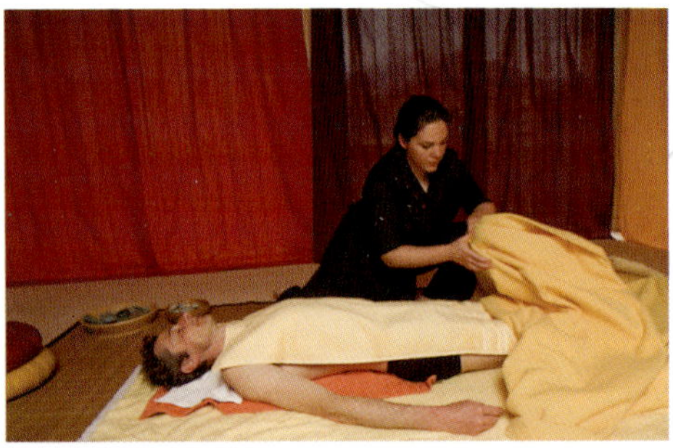

Étape 1 : vous couvrez le client d'une serviette.

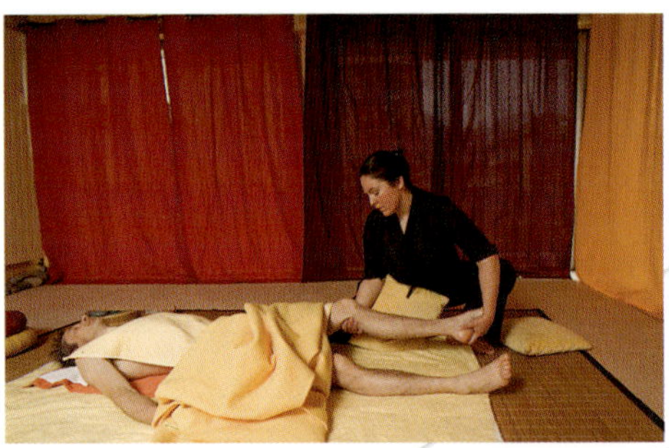

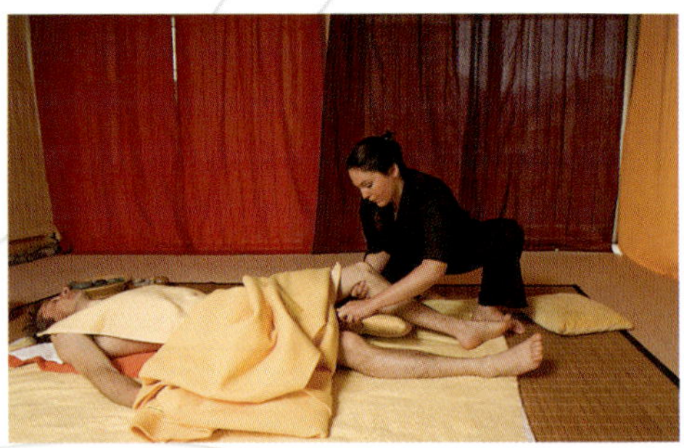

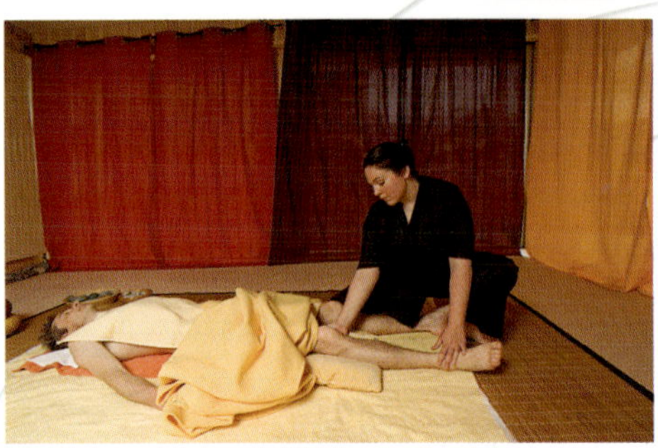

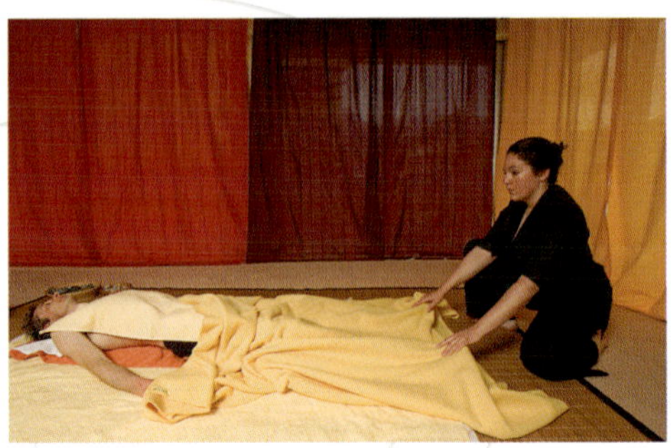

Étape 2 : vous récupérez le sac des pierres de dessus dans l'unité chauffante.

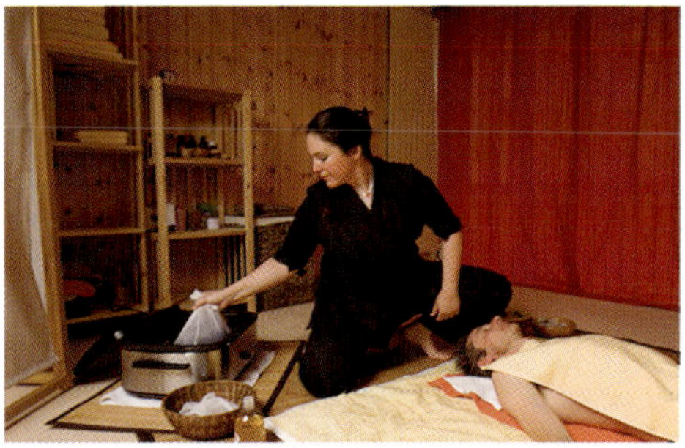

Étape 3 : vous installez les pierres sur l'abdomen de votre client, en faisant des choix entre le positionnement de basaltes ou de marbres.

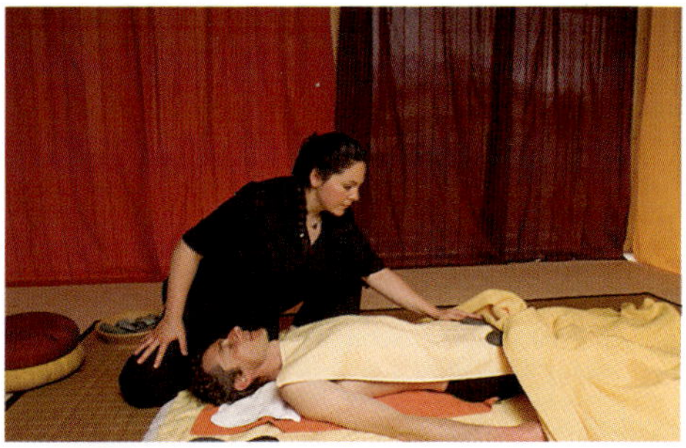

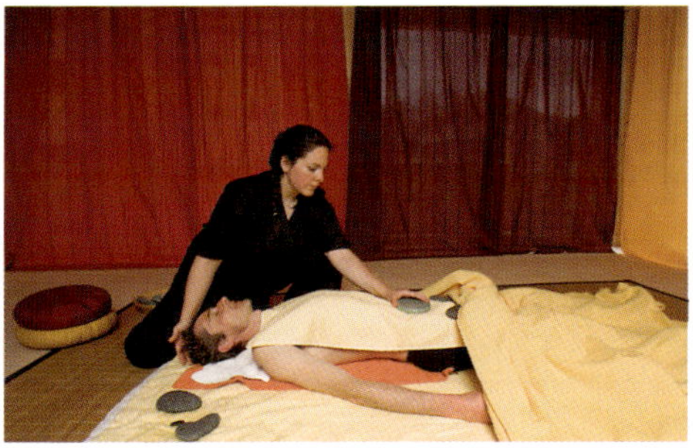

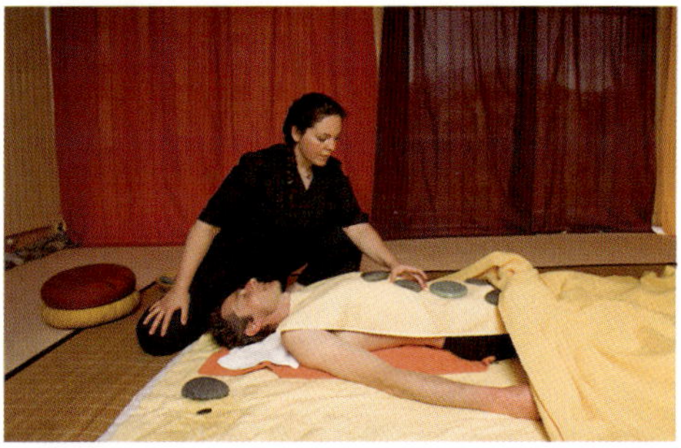

Étape 4 : vous recouvrez d'une couverture pour préserver la température des pierres.

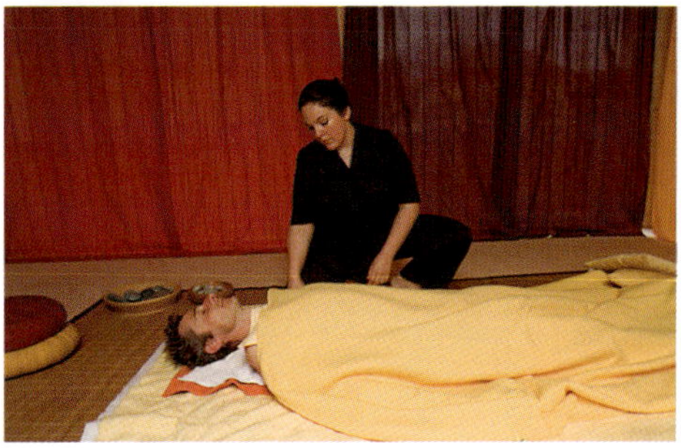

Voici quelques exemples de positionnements aux pierres chaudes sur le corps

Zone concernée	Réponse du corps aux basaltes
Utérus	Une application courte dilate les vaisseaux sanguins et relaxe le muscle
Thyroïde	Une application prolongée augmente la vascularisation et l'activité de cette glande
Estomac / plexus	À long terme, le chaud augmente les sécrétions gastriques, à utiliser à bon escient…
Bassin	Des applications courtes dans la région de l'aine, du bas-ventre, permettent le relâchement de toute la région du bassin et aident à entrer dans un travail plus profond, en confiance
Zones réflexes	Si vous travaillez en réflexologie, quelle qu'elle soit, les courtes applications de chaud stimulent le système nerveux
Les muscles	Des applications prolongées relâchent la tension, permettent un très profond massage sur une plus longue période
Les poumons	La chaleur, lorsqu'elle est adaptée, calme la respiration, mais, attention, trop de chaud crée une hyperventilation
Reins	Une application prolongée calme les douleurs liées aux coliques
Cœur	Les basaltes permettent de calmer le rythme cardiaque et sa pression, mais à toujours utiliser avec prudence
Crâne	Un basalte sur le front, et le petit vélo qui tourne dans la tête se calme, l'activité mentale s'endort… Attention à l'effet « clients schamallow » en fin de séance
Intestins	Une application prolongée calme les spasmes, le péristaltisme…. Nous connaissons tous la bouillotte…
Vessie	Une application prolongée relâche toute la zone vessie/utérus, dilate les vaisseaux sanguins, calme les spasmes, aide l'évacuation des menstruations, apaise les contractions des muscles lisses de l'abdomen

Voici quelques exemples de positionnements aux pierres froides sur le corps

Zone concernée	Réponse du corps aux marbres
Vessie / Utérus	Des applications courtes de froid dans les mains et sous les pieds peuvent favoriser la contraction des muscles de cette région... (le froid peut donner envie d'uriner)
Intestins	Une courte application stimule le péristaltisme intestinal
Crâne	De courtes applications favorisent l'activité mentale, une application prolongée favorise la contraction des vaisseaux sanguins du cerveau, attention donc à ne pas déclencher de migraine...
Cœur	Une application prolongée cause une contraction des artères, faire donc extrêmement attention...
Poumons	De courtes applications dans l'inspiration calment la respiration au bout de quelques minutes
Les muscles	De courtes applications localisées, augmente l'ampleur des mouvements et l'agilité du muscle
Système nerveux	Les applications courtes de froid le stimulent
Estomac	Quelques applications brèves peuvent stimuler la digestion après un repas et augmenter la sécrétion gastrique. Avant le repas, c'est l'effet inverse, cela ralentit les sécrétions et ainsi vous permet de tenir plus longtemps entre les repas...
Thyroïde	Le froid ralentit son activité

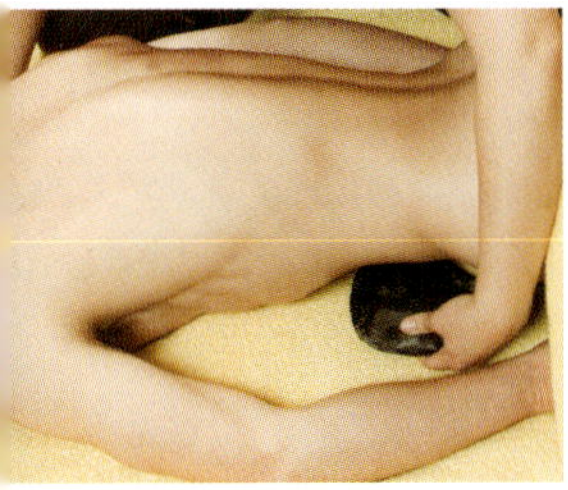
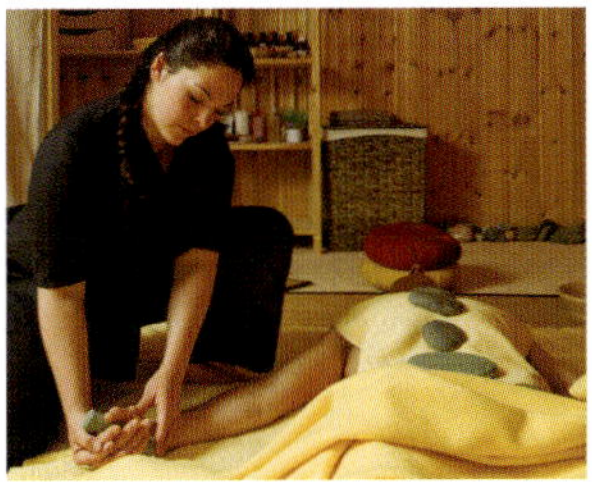
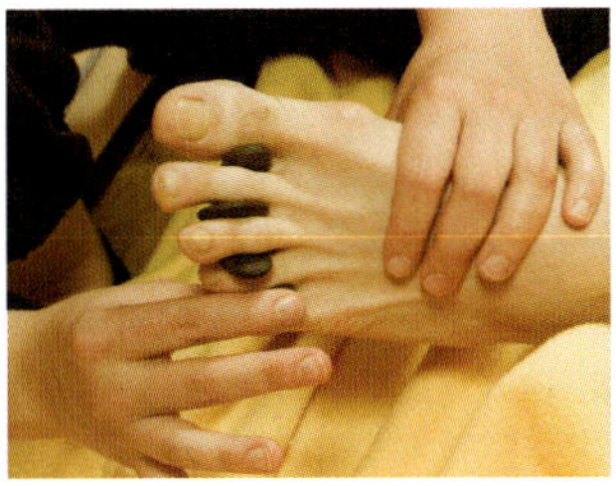
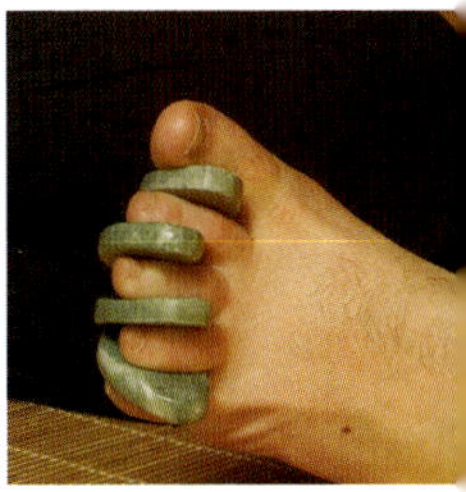

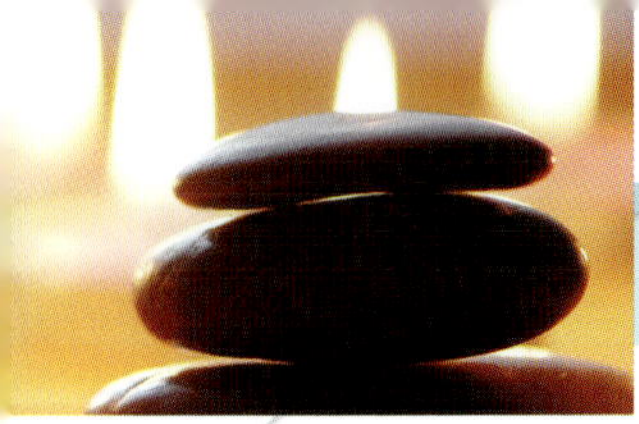

2.4. L'ordonnée : le jeu des températures

Voyons ensemble un des principes clés de cette méthode de massage aux pierres...

Le corps cherche en permanence à trouver son équilibre. Notre tendance naturelle est un corps en « bonne » santé. C'est lorsqu'il y a un déséquilibre en nous que le mal-être apparaît, voire, à l'extrême, la maladie. Lors d'un massage aux pierres, il est fondamental de garder à l'esprit qu'il ne peut y avoir un profond bien-être sans l'équilibre subtil entre le chaud et le froid.

Je sais que lorsque je parle à mes stagiaires, dès les premiers instants de leur formation, des marbres froids immergés dans un bol de glaçon, je sens un frisson parcourir le groupe. Il faut dépasser vos préjugés. Appliquer des pierres chaudes, puis froides sur le corps du massé l'emmènera dans une profonde sensation de plénitude, d'équilibre, de justesse... Vous allez réveiller le corps, la personne se sentira plus vivante, en harmonie.

Pourquoi une telle sensation de vie ? Parce que l'alternance des températures, lorsqu'elle est pratiquée par une personne expérimentée, avec beaucoup de prudence, d'habileté et de savoir-faire, permet au corps de retrouver par lui-même son propre équilibre.

La clé d'un corps sain est la circulation. La circulation au sens large. Aujourd'hui, notre sédentarité, notre mode de vie, notre alimentation, notre environnement, notre état psychique et émotionnel, nos relations... beaucoup des éléments qui composent notre univers nous intoxiquent, nous empoisonnent... Le corps n'arrive plus à éliminer, le sang, la lymphe, les tissus, les organes de notre corps sont chargés de toxines, de poisons, d'acides...

Une des solutions ? Faire circuler nos fluides, aider notre corps à éliminer... Avec un peu de cohérence alimentaire, quelques adaptations de notre hygiène de vie, il est possible de (re)trouver cet équilibre perdu... la santé, le bien-être. Faire du préventif, au lieu de se contenter de traiter médicalement les symptômes de notre mal-être.

Et justement, quel rôle jouent nos pierres de massage dans tout cela ? De par le jeu du chaud et du froid, nous allons activer le processus d'élimination et de purification du corps en tonifiant l'échange des fluides de notre métabolisme. Cela va alléger la charge de travail de nos émonctoires et ainsi soulager le travail du foie, des reins, des intestins, des poumons, de la peau... Nous allons donner une bouffée d'oxygène à la lymphe qui baigne nos tissus... C'est un peu comme le drainage lymphatique. J'aime dire en plaisantant que le massage aux pierres chaudes et froides permet de « changer l'eau de l'aquarium »...

a. Le chaud

Au début de leur travail, j'observe que beaucoup de mes stagiaires ont tendance à « cuire » leurs clients. Trop est l'ennemi du bien. Attention, soyez extrêmement vigilants ! Ayez toujours le niveau de votre thermomètre « à vue », même s'il est immergé dans l'eau de la cuve. Ne vous imaginez pas que de bons gros galets bien chauds sont le gage d'un superbe massage... Si vous étiez enfermé pendant une heure dans un sauna à 55 °C sans la possibilité d'en sortir, vous auriez de sérieux problèmes. Par contre, un bref passage dans un sauna à 80 °C suivi d'une douche fraîche, voilà une expérience intéressante...

En résumé, le chaud permet :

- de dilater
- d'augmenter la circulation
- d'augmenter les échanges du métabolisme
- d'augmenter l'oxygénation de nos cellules
- d'augmenter les fonctions lymphatiques
- de diminuer la stimulation nerveuse de nos muscles et ainsi favoriser le relâchement
- de réduire les spasmes et ainsi favoriser la baisse de notre tension générale...

Le client accède à un véritable relâchement, et le praticien peut dès lors travailler plus facilement en profondeur... La chaleur nous donne accès à un autre niveau d'accompagnement, tant corporellement qu'émotionnellement et psychiquement...

Mais utiliser uniquement le chaud dans une séance de massage peut fatiguer votre client. En fait, lorsque vous utilisez le chaud, au début le corps va s'apaiser, se relâcher, se relaxer... Ensuite, le corps va sentir que la température interne commence à augmenter, que c'est dangereux pour le métabolisme et les risques infectieux, il va donc se mettre en marche pour faire baisser la température en utilisant le sang nécessaire aux organes internes et au cerveau pour refroidir le système. Cela fatigue la personne.

Votre client pourrait associer cela à une profonde relaxation, mais c'est faux, c'est de la fatigue. Si votre client quitte la séance les joues cramoisies avec la sensation de ne plus pouvoir rien faire, cela ne va pas ! Il s'est un peu plus fatigué chez vous au lieu de se régénérer !!!

Lorsque vous placez une pierre chaude sur la peau, localement la circulation sanguine augmente et les vaisseaux se dilatent, les tensions et les muscles se relâchent. Bien, nous allons pouvoir nous servir de cette propriété pour dynamiser le massé. Mais si cela se généralise à tout le corps, la personne est en hyperthermie et le système va s'épuiser à rétablir l'équilibre.

b. Le froid

Le froid va nous permettre d'équilibrer le massage, de tonifier la personne qui reçoit. Il sera particulièrement utile en cas d'inflammations, de douleurs, de « déprime » ou simplement de tensions présentes. Notre objectif n'est pas thérapeutique, simplement au niveau du massage de bien-être... Cela dit, je ne connais aucun être humain ayant ZÉRO tensions corporelles. Nous n'aurons donc pas pour objectif de soigner, laissons cela aux professions médicales compétentes, mais d'accompagner d'une manière adaptée vos clients dans le bien-être. En ayant pour seul objectif de ne pas nuire.

Les marbres enlèvent l'excès de chaud et ainsi :
> rétractent
> contractent
> endorment (c'est l'effet antalgique du froid)
> aèrent, oxygènent (en augmentant la circulation sanguine)
> réveillent, tonifient, dynamisent
> empêchent la libération des bactéries
> réduisent les inflammations...

Lorsque j'applique des galets de marbre froids localement, le corps pompe le sang vers les organes internes et le cerveau afin de les réchauffer en priorité. Et ainsi, en alternant le chaud est le froid, la boucle est bouclée. La circulation des fluides se remet en route.

c. La magie d'une symphonie ou l'accord parfait

Concrètement, comment faire pour travailler avec le chaud et le froid d'une manière harmonieuse ?

Si vous n'utilisez que les basaltes, au début, pour exercer votre main à travailler avec un accessoire, vous ne pourrez raisonnablement pas dépasser les 50 °C (température de l'eau dans l'unité chauffante). Cela donne un massage somme toute assez tiède, mais agréable à recevoir et très ressourçant.

Un corps en santé se stabilise aux alentours de 37,2 °C. Lorsque cet équilibre est rompu, dans un sens comme dans l'autre, le système de défense du corps va devoir œuvrer intensément pour revenir à une situation confortable.

Stabiliser la température du corps est un exercice qui mobilise en nous beaucoup d'énergie, de calories. Les nouveaux-nés, par exemple, ne sont pas encore capables de gérer un processus si complexe. Il leur faudra plusieurs semaines pour mettre cela en place, plusieurs mois pour que leur corps le maîtrise complètement. Comment est-ce que cela marche précisément ?

> Lorsque la température du corps monte au-dessus de 37,2 °C, de quelques dixièmes de degrés, en surface, ma peau va commencer à transpirer, elle élimine de l'eau pour se rafraîchir, c'est la sudation. Si cela ne suffit pas, en profondeur, c'est le système sanguin qui va prendre le relais. Le sang qui était destiné aux organes internes et au cerveau est réquisitionné pour être redirigé vers mon circuit de refroidissement. Le sang circule donc plus intensément dans mes membres, qui gonflent, et sous ma peau, qui rougit ; le corps se dilate, se relâche. C'est le signe que j'ai trop chaud. Je consomme de l'eau... Je dois donc rapidement faire quelque chose : boire, m'aérer, me mettre à l'ombre, me passer sous l'eau, respirer plus amplement...

> Lorsque la température du corps descend en dessous de 37,2 °C, de quelques dixièmes de degrés, en surface, ma peau s'active et se réchauffe en ayant la « chair de poule », mes poils se hérissent. Si cela ne suffit pas, en profondeur, c'est le système sanguin qui, à nouveau, prend le relais. Le sang doit rester chaud, il se concentre donc dans les organes internes. La consommation de combustibles de chauffage tels que le sucre et la graisse est activée. La circulation ralentit, tout se rétracte, se contracte, ma peau devient blanche et marbrée, mes lèvres deviennent violettes. C'est le signe que j'ai trop froid. Je dois rapidement faire quelque chose : me couvrir, me protéger, aider mon corps à se réchauffer...

Tout cela est fatigant et demande beaucoup d'énergie à mon corps. Il ne faut pas que l'application de pierres chaudes au début du massage finisse par devenir une attaque à notre équilibre thermique. Par contre, si je suis habile à la manipulation des basaltes et des marbres, je peux aider mon corps, l'entraîner, le tonifier, et à force de recevoir cette douce stimulation, je peux le rendre plus efficace.

En stimulant la circulation organes périphériques ⟷ organes internes, je nettoie mon corps, je le purifie.

RAPPEL : MASSAGE DE BIEN-ÊTRE = NON-THÉRAPEUTIQUE

Principes d'alternance des températures : (inspirés du travail de Mary Nelson)

Il y a deux types de situations. La première et la plus courante, c'est lorsque le corps est « normal », « comme d'habitude ». Les petites « choses » ressenties sont alors **chroniques**. La seconde et la plus délicate à accompagner, c'est lorsque quelque chose d'inhabituel se produit, que « ça ne va pas ». Les petites « choses» ressenties sont alors très présentes pour votre client, qui parfois souffre, on dit que la situation est **aiguë**.

> Ressenti corporel habituel, **chronique** :

Application	Nombre de pierres	Durée	Pierres positionnées	Massage avec les pierres
Chaud	2	3 minutes	Oui	Oui
Froid	1	2 minutes	Oui	Oui
Chaud	2	3 minutes	Oui	Oui
Froid	1	2 minutes	Oui	Oui
Chaud	2	3 minutes	Oui	Oui
Froid	1	2 minutes	Oui	Oui

> Ressenti corporel inhabituel, **aigu** :

Uniquement sur la zone ressentie comme douloureuse ou difficile. Pour le reste du corps, on utilise la technique habituelle (voir tableau précédent).

Application	Nombre de pierres	Durée	Pierres positionnées	Massage avec les pierres
Froid	2	2 minutes	Oui	Non
Chaud	1	1 minute	Oui	Non
Froid	2	2 minutes	Oui	Non
Chaud	1	1 minute	Oui	Non
Froid	2	2 minutes	Oui	Non

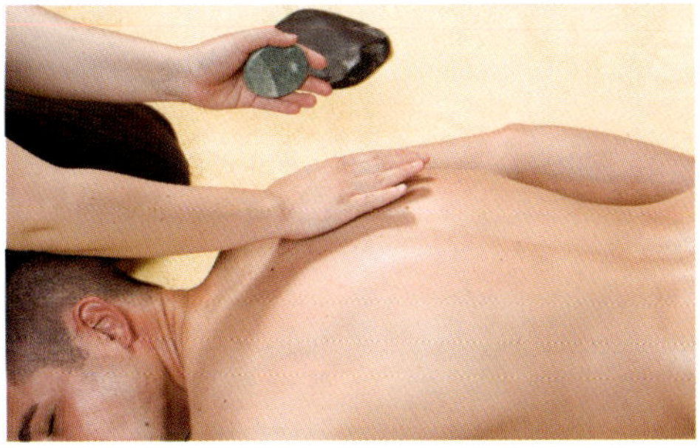

chaud

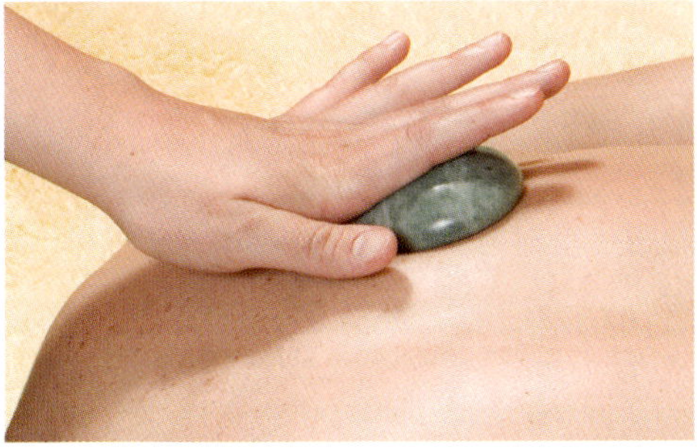

froid

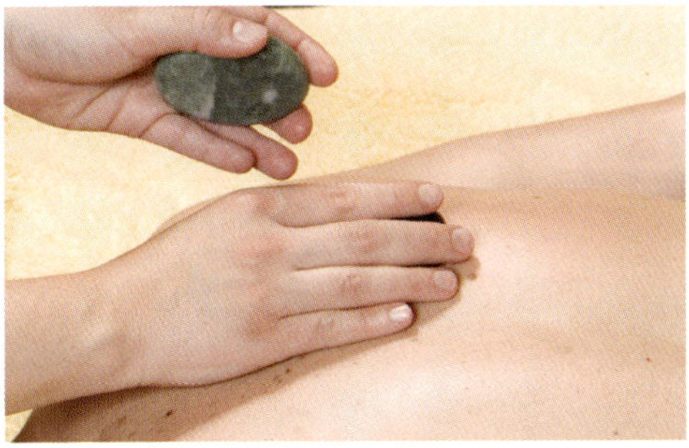

chaud

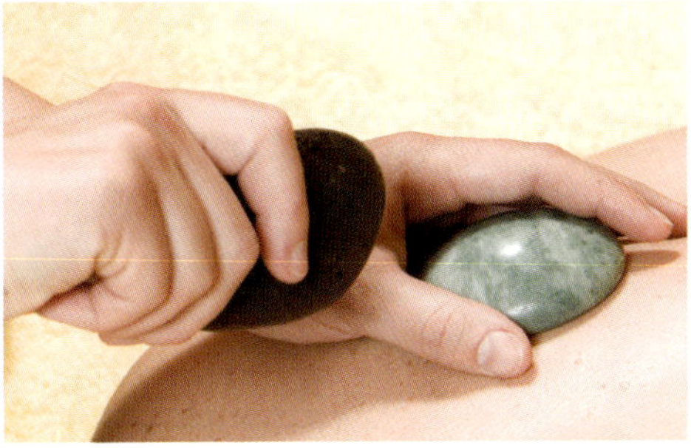

froid

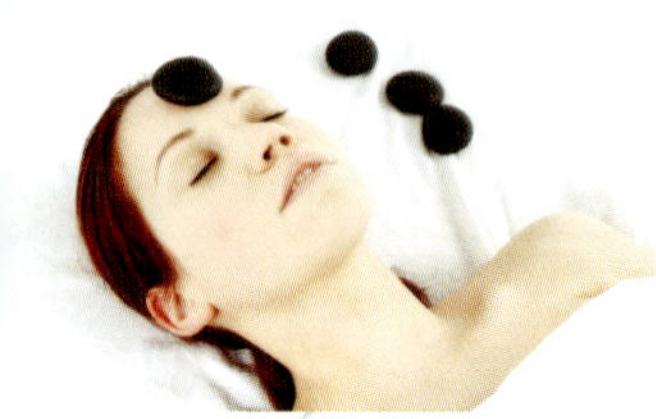

2.5. Durée des séances et choix des températures

Nous travaillerons sur des cycles successifs d'une dizaine à une quinzaine de minutes, qui stimuleront notre métabolisme afin de le réveiller, de donner une bouffée d'oxygène.

Ensuite, l'amplitude de températures, entre les basaltes et les marbres, dépendra de l'état général de la personne massée et de ses besoins du moment.

Quelques principes thermiques fondamentaux :

- Le corps absorbe la chaleur
- Le corps n'absorbe pas le froid, il perd de la chaleur
- Le basalte apporte la chaleur là où il en manque
- Le marbre prend de la chaleur là où il y en a trop
- Utiliser le froid brièvement et localement oblige le corps à se réchauffer à cet endroit par lui-même. Donc, utiliser le froid est aussi un traitement par la chaleur...

Lorsque vous ne connaissez pas votre client :

- Vous pouvez diminuer la durée de la séance
- Vous pouvez baisser la température
- Vous pouvez utiliser moins de pierres

Le jeu des variations : (inspiré du travail de Mary Nelson)

Température des marbres	Température du corps	Température des basaltes
- 4 °C	37,2 °C	60 °C
0 °C	37,2 °C	57 °C
4 °C	37,2 °C	54 °C
10 °C	37,2 °C	49 °C
Température de la pièce	37,2 °C	43 °C

> De la glace avec un peu d'eau correspond à 0 °C.

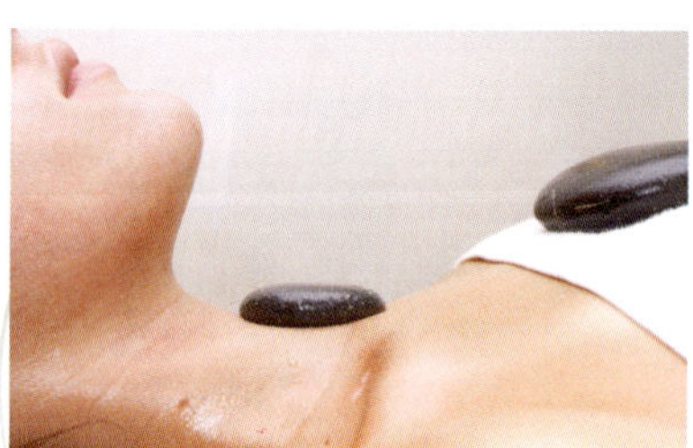

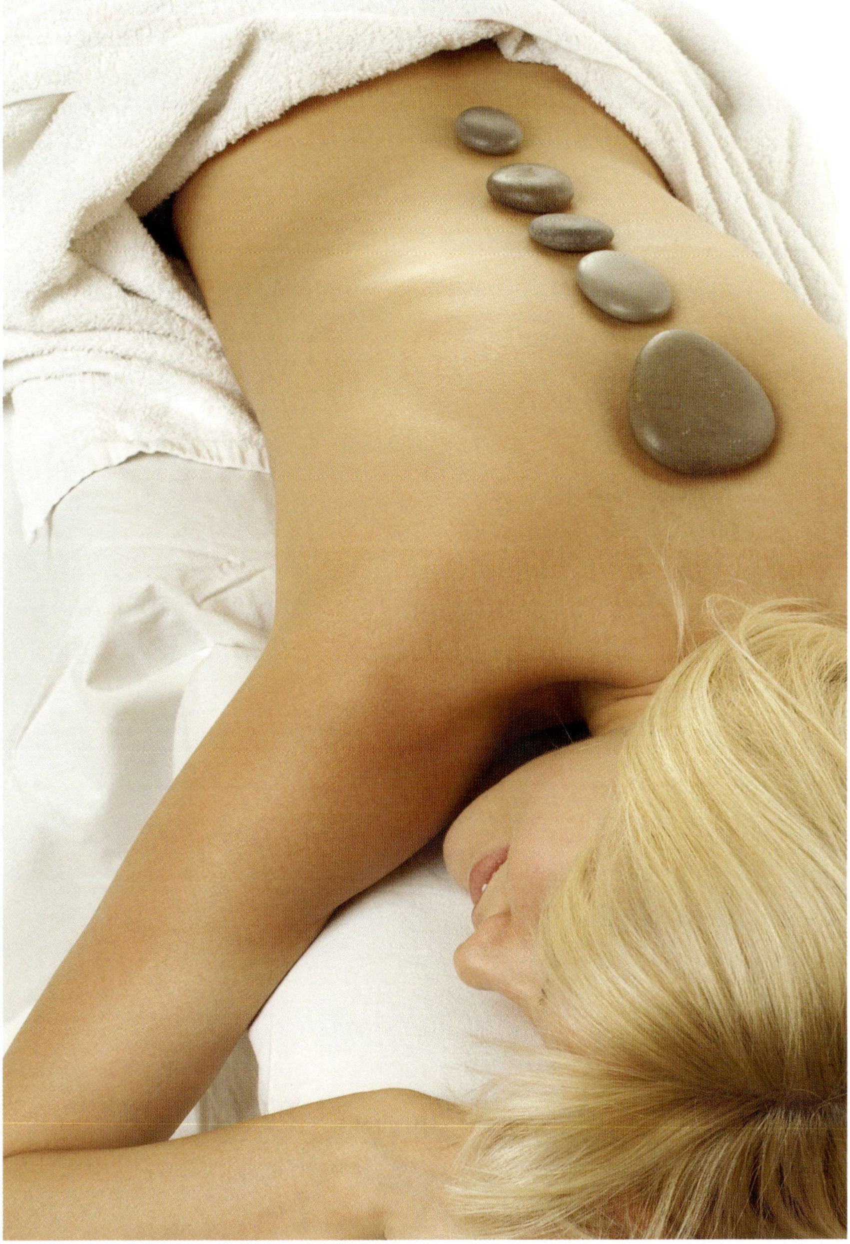

Condition physique du client
Si mon client peut faire 1 heure de sport intense, puis prendre une douche très chaude en finissant par de l'eau très froide
Si mon client aime pratiquer du sport régulièrement, mais qu'après sa douche son visage reste bien rouge
Si mon client va courir de temps à autre autour de chez lui, mais qu'il n'a pas d'activité sportive régulière
Si mon client ne pratique jamais de sport, excepté monter ses courses, et que son cœur n'a l'habitude de s'accélérer que lorsqu'il est stressé...
Si mon client ne va pas très bien en ce moment ou qu'il a un souci de santé quelconque, ou encore s'il est essoufflé lorsqu'il se balade dans le parc...
Si cette personne ne fait absolument aucun exercice, qu'il n'a jamais reçu de massage et que monter jusqu'au premier étage où se situe mon cabinet l'essouffle...

Mon choix de séance

Je pourrais pratiquer une séance complète de plus d'une heure et demie s'il me le demande, basaltes et marbres aux températures maximales, aucun problème.
Ce sera OK pour pratiquer une séance complète, mais je descendrais la température des basaltes à 55 °C.
Je ferais probablement une séance d'une heure maximum, à 55 °C... pour commencer.
La première fois, je ferais une séance de 45 minutes maximum à 52 °C en observant et en lui demandant régulièrement comment cela se passe pour lui.
La première séance, je travaillerais uniquement en polarité (sans massage) avec des basaltes à 49 °C, et si cette personne souhaite vraiment aller plus loin avec cette technique, je construirais un accompagnement spécifique sur plusieurs séances.
La séance ne durerait que 30 minutes avec des températures très tièdes et un toucher très doux, pour éventuellement construire ensemble un suivi de séances où l'évolution sera très progressive.

Je sais qu'il est tentant de contenter vos clients en leur donnant tout, tout de suite, de répondre à une demande parfois insistante... Mais l'expérience et la sagesse vous montreront qu'il vaut mieux un client qui vous dit, impatient, « la prochaine fois plus chaud, plus longtemps ! », plutôt qu'une personne qui se fait peur avec un coup de chaud, le palpitant qui s'emballe et qui termine une séance, écarlate, en vous disant « non, ce n'est pas pour moi, c'est trop ! »...

Des basaltes à 49 °C, dans le creux de la main ça n'a l'air de rien, mais sur tout le corps et pendant une heure c'est déjà beaucoup. Le problème d'un coup de chaud, c'est que tout va bien pendant 25 minutes, et d'un coup la personne devient toute rouge, il faut tout retirer en urgence et lui donner un grand verre d'eau (pas trop fraîche !)... Ça n'arrive pas souvent, mais lorsque c'est le cas, généralement la personne n'y revient pas et ne vous fait pas bonne presse dans le quartier...

Pru-den-ce !!! Vous n'avez rien à prouver.

a. Sur une seule séance

Lorsque j'ai commencé le massage il y a quelques années, j'étais en station de ski exclusivement. Je connais donc très bien la situation dans laquelle un masseur voit beaucoup de clients, de passage pour une seule séance. Cela ne pose aucun problème pour cette méthode, si ce n'est que vous irez avec ce type de clientèle beaucoup moins loin qu'avec une personne en suivi. Je trouvais cela un peu frustrant, car je ne pouvais pas utiliser mes compétences au maximum. Mes séances étaient des « séances types » assez classiques, températures très moyennes, durées très moyennes, nombre de pierres utilisées très moyennes, épanouissement de la masseuse très moyen ! Mais c'est comme ça ! On ne peut pas aller profondément dans la séance avec une personne que l'on ne voit qu'une fois et avec laquelle il ne sera pas possible de gérer « l'après-séance » dont nous parlerons plus tard.

Être en station de ski fut une grande expérience professionnelle pour me « faire la main », mais rapidement, je me suis installée en ville. J'avais moins de clients au début, mais le travail était bien plus intéressant pour moi.

L'idéal étant de pouvoir vivre ce qui vous intéresse, il est d'ailleurs possible de varier vos activités au fil des jours de la semaine.

b. Pour un suivi de séances

Un accompagnement en massage de bien-être sur plusieurs séances est très intéressant professionnellement dans l'exploitation de vos compétences. J'ai la sensation de pouvoir faire un travail plus profond, plus riche humainement, plus adapté, et c'est là que corporellement je vais vraiment pouvoir faire découvrir de nouvelles sensations à mon client.

Dans le quatrième chapitre de ce livre, nous verrons comment construire l'accompagnement dans le « savoir-être » praticien.

Techniquement, ce sont les clients des trois dernières lignes du tableau précédent qui demandent le plus de précautions et d'observation.

La première semaine :

Je choisis le niveau de pratique le plus sécurisant pour moi et le plus confortable pour mon client. (Voir tableau précédent)

La deuxième semaine :

Je maintiens les températures des pierres identiques, mais j'augmente la durée de la séance... (15 minutes en plus par exemple).

La troisième semaine :

J'augmente encore la durée de 15 minutes et la température des basaltes de 5 °C (j'adapte les marbres en fonction).

Pour les séances suivantes :

Je continue en collaboration avec mon client à l'accompagner jusqu'où il le souhaite, dans la mesure où sa santé le lui permet. (Voir chapitre contre-indications)

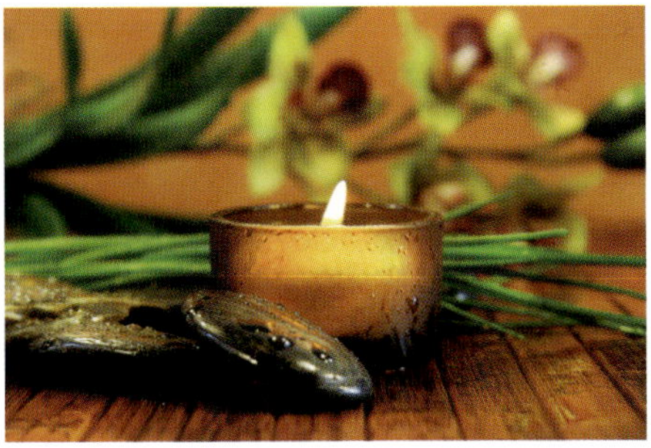

2.6. Masser avec les pierres

Cette partie, en tant qu'auteur, est pour moi la plus difficile à réaliser. Il m'est difficile de décrire avec des mots, d'une manière exacte, ce qui n'est que sensation et mouvement, tant l'infinitude de la variété de ce que nous pouvons réaliser avec nos mains est immense... La multitude des possibles en massage est au-delà des mots, au-delà des images sur un écran.

Seule la main de votre formateur posée sur la vôtre, seul son souffle qui accompagne le vôtre, pourra vous faire sentir, pourra vous transmettre l'art de masser, et seulement alors vous comprendrez.

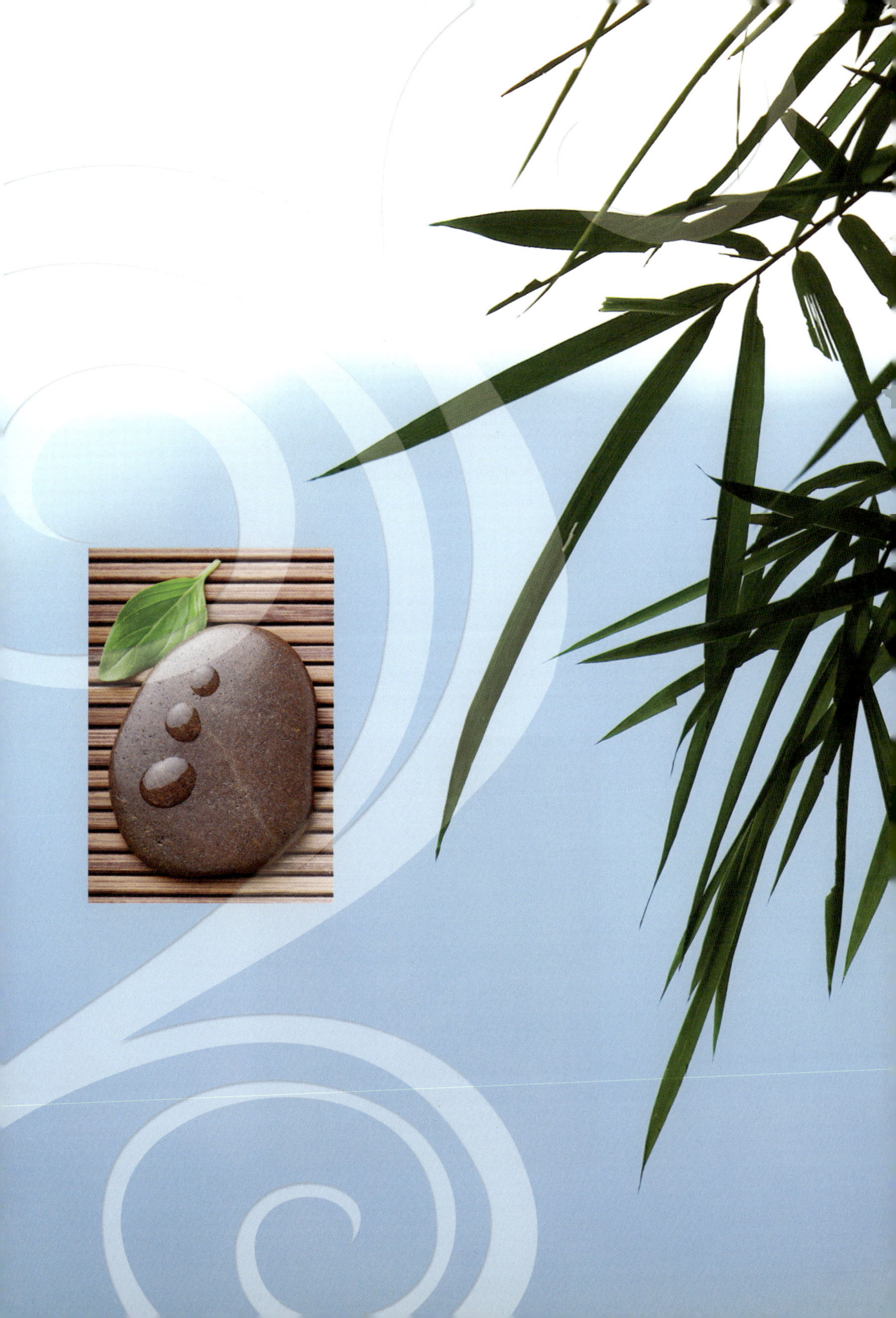

a. Présenter les pierres au corps

Introduire la chaleur ou le froid des pierres au corps est tout un art. Vous ne pouvez pas, alors que vous êtes en train de prendre contact avec la personne, d'huiler son corps, de commencer à le masser, soudainement plonger votre main dans l'unité chauffante, en retirer un galet et le poser trempé et brûlant directement sur le corps. Non, il y a plus subtil que cela...

Vous avez pris contact avec la personne, vous avez huilé sa peau et vous sentez que le corps est prêt à aller dans le travail, que la personne vous fait confiance et commence à s'abandonner... Vous gardez une main en contact avec la personne, vous récupérez deux basaltes et les posez sur la serviette devant vous.

Dans un premier temps, vos mains vont faire l'aller et retour entre les basaltes et le corps, afin de présenter la chaleur, de l'amener progressivement.

Ensuite, vous prendrez dans vos mains les basaltes, vous glisserez le plat du DOS de votre main sur le corps et, dans le mouvement, votre main se retournera pour qu'enfin la peau et le basalte entrent directement en contact.

Il en est exactement de même pour les marbres.

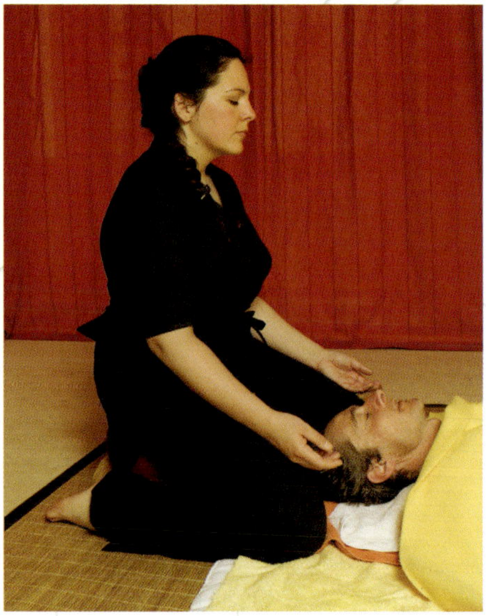

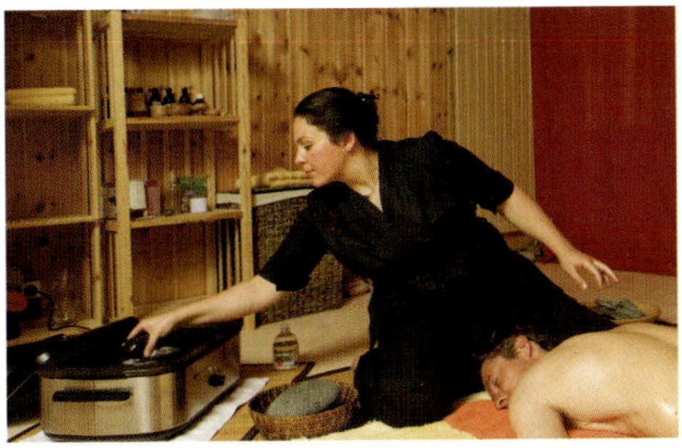

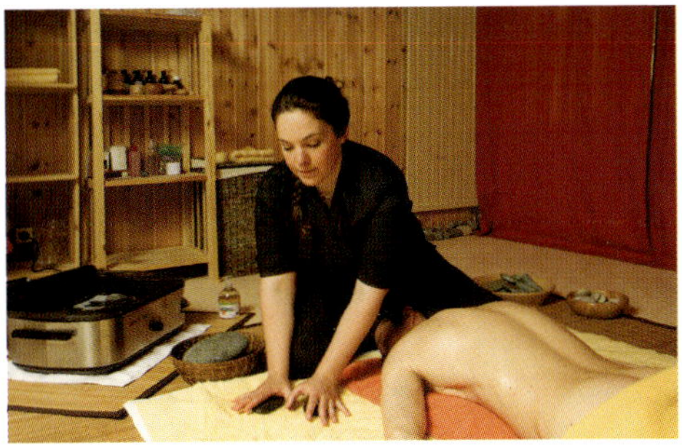

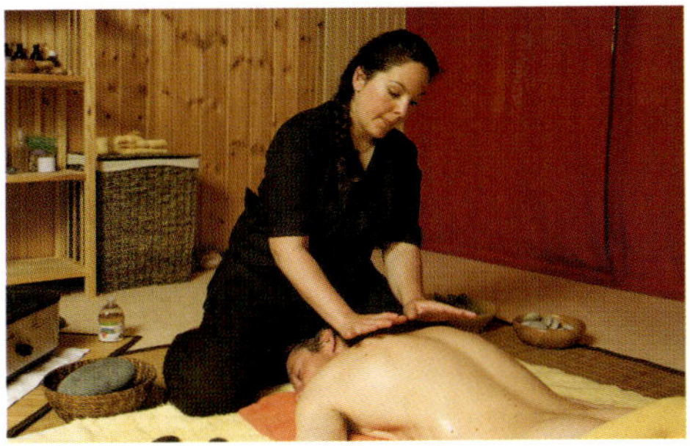

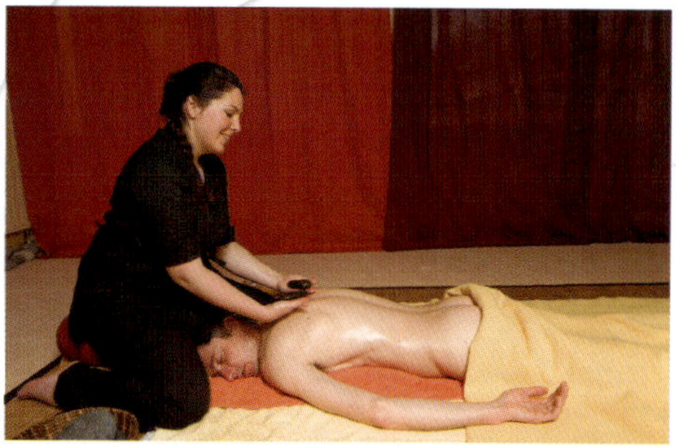
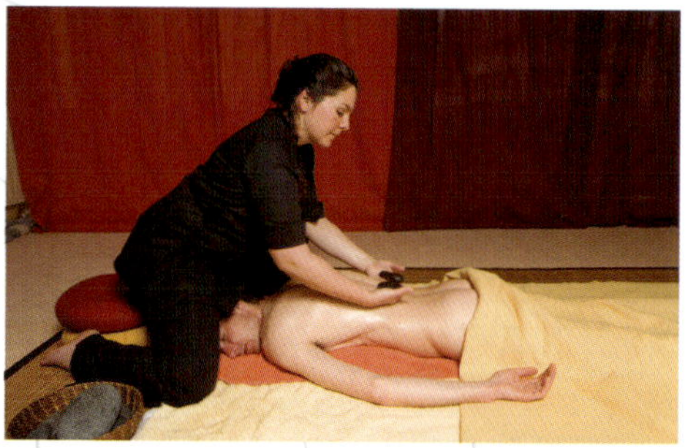
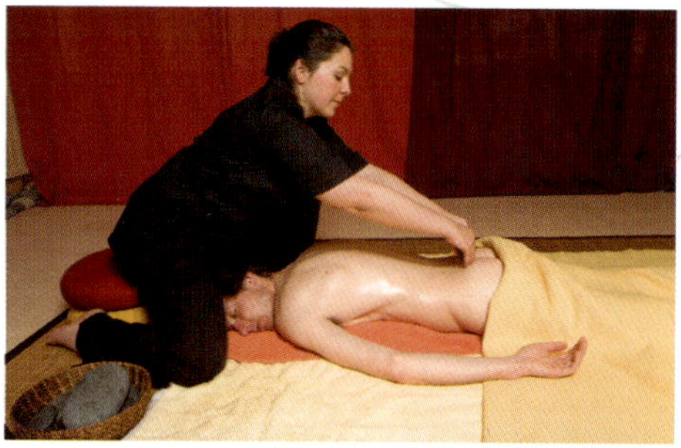
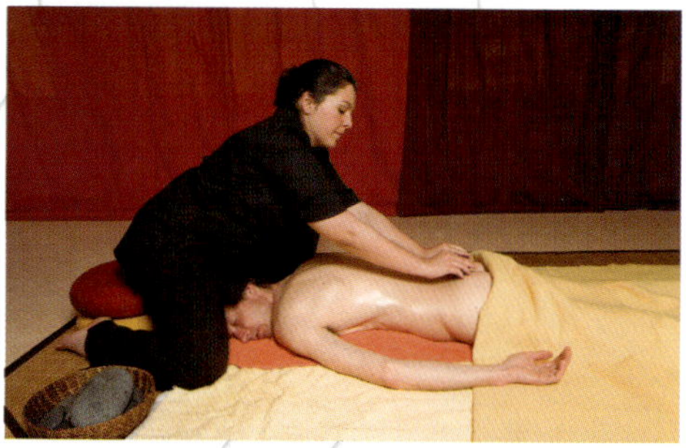
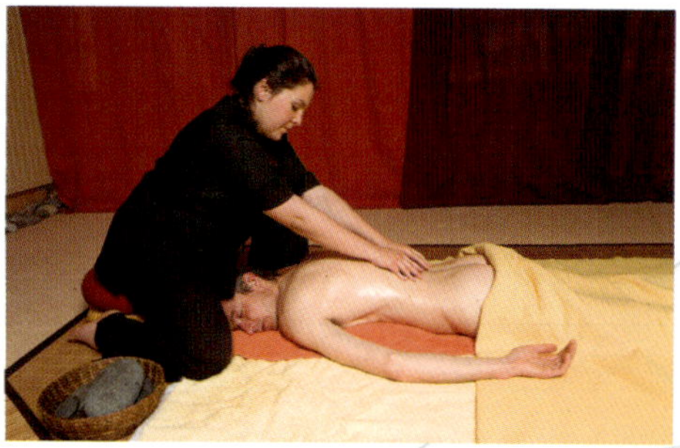
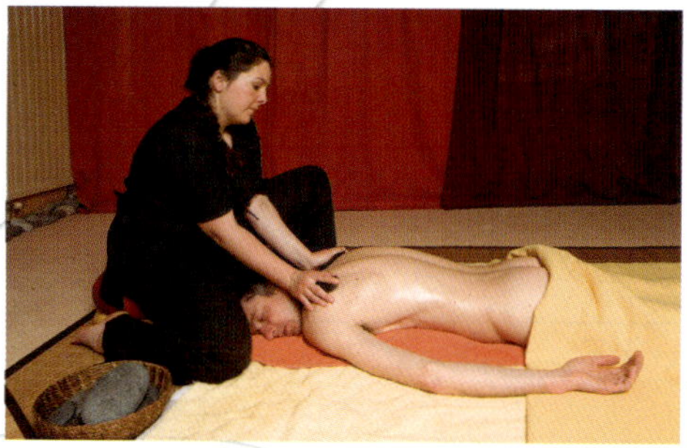

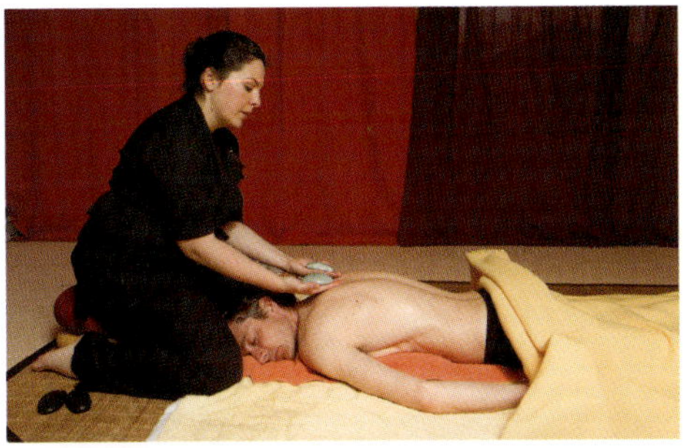
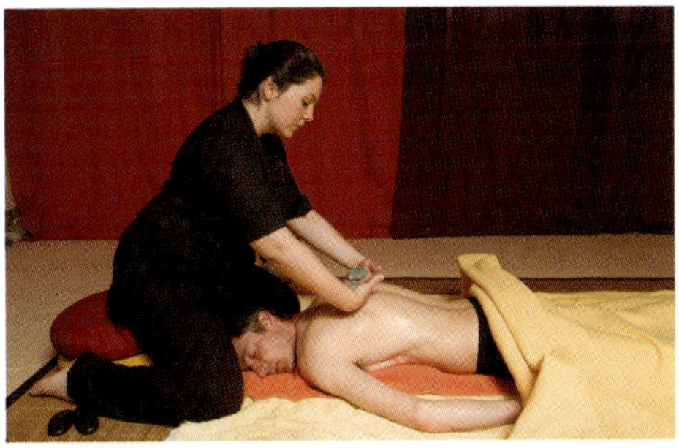
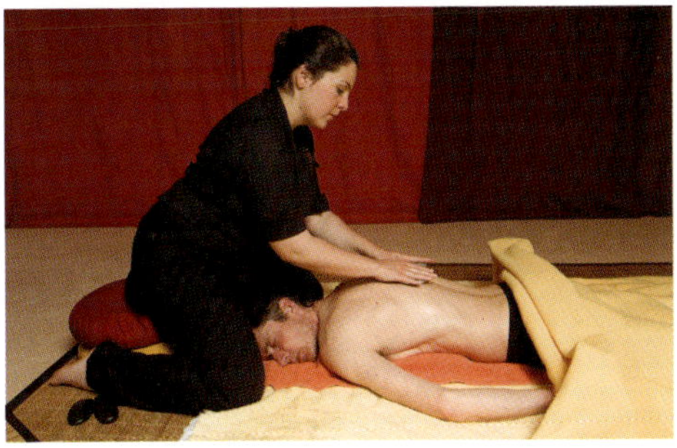
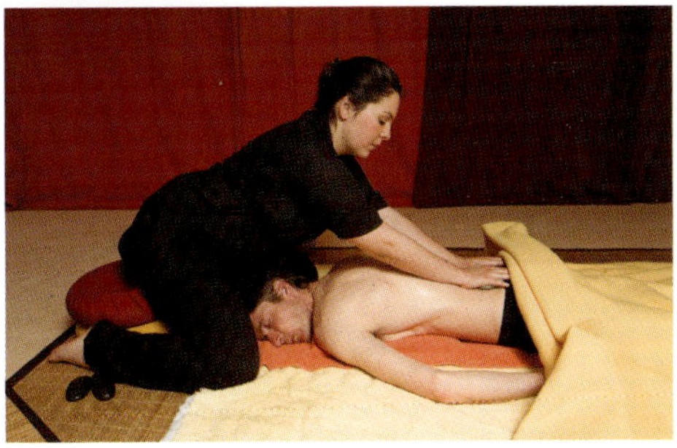

b. Les techniques de massage

J'observe le mouvement que réalise le formateur, et je note avec mes propres mots ce que j'ai vu et compris...

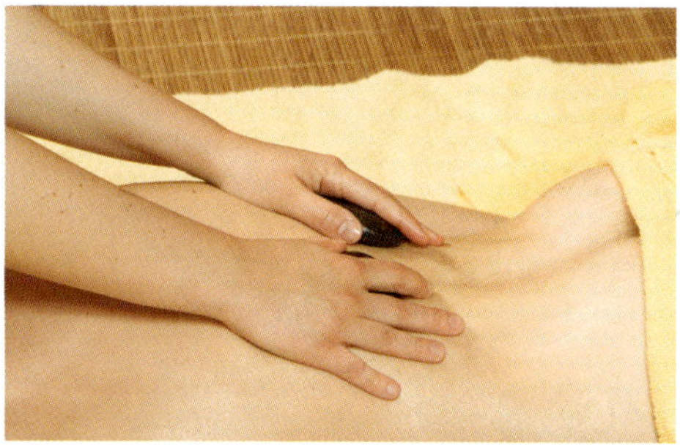

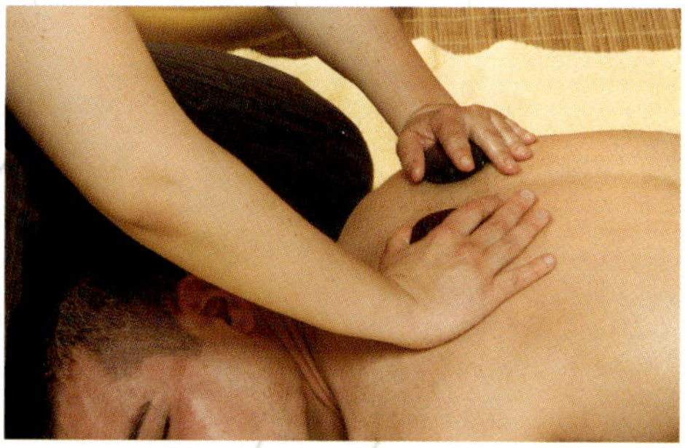

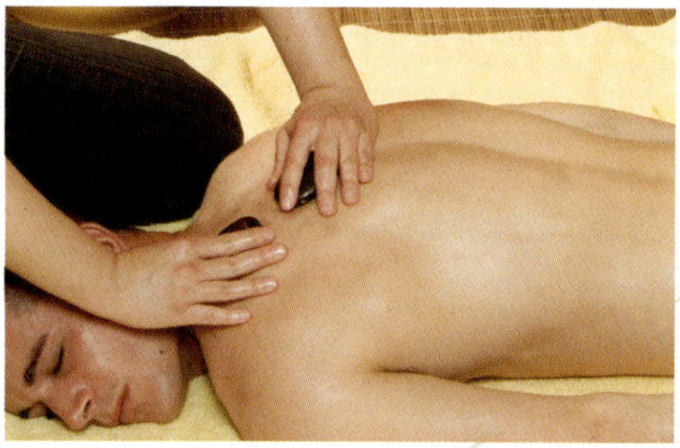

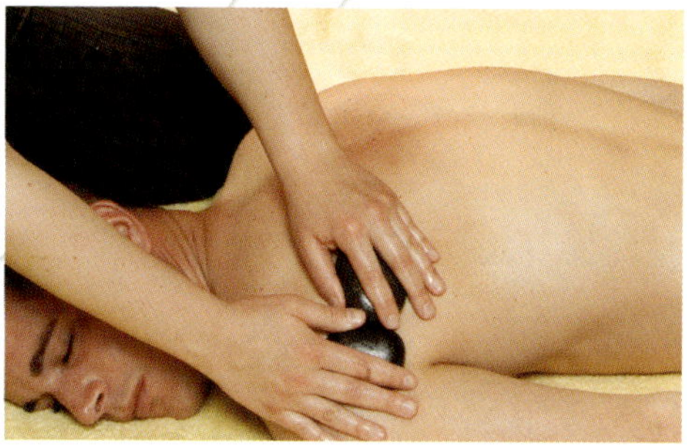

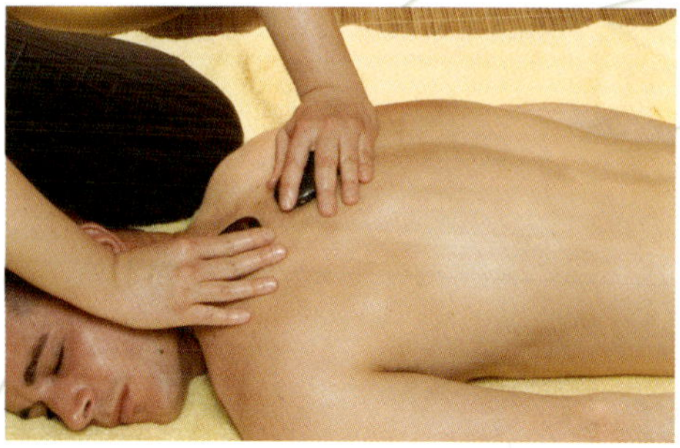

› effleurages (symétriques, en 8, en cercles, en S, en suivi...)

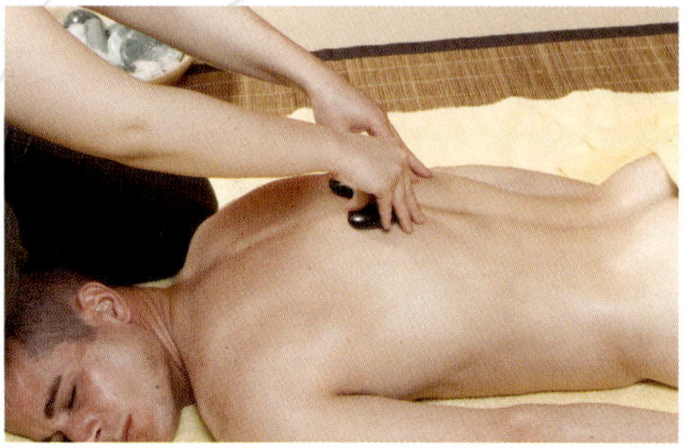

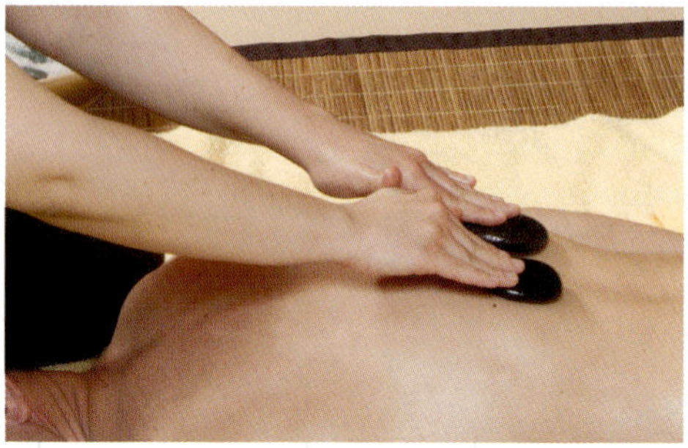

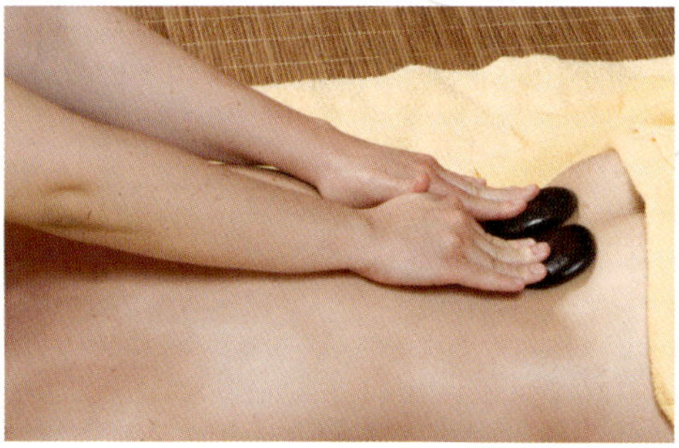

› tourner les pierres (refroidir)

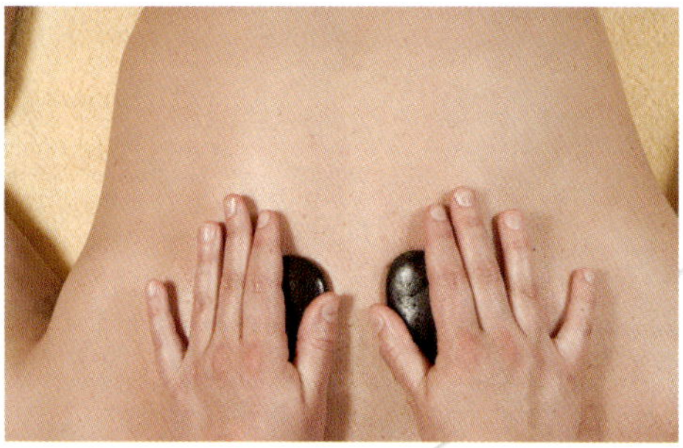

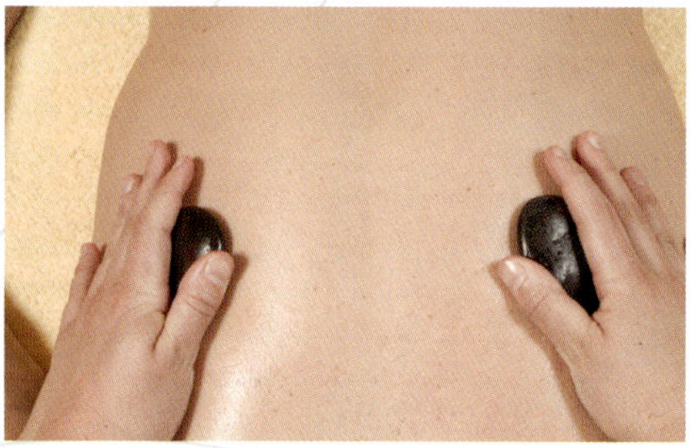

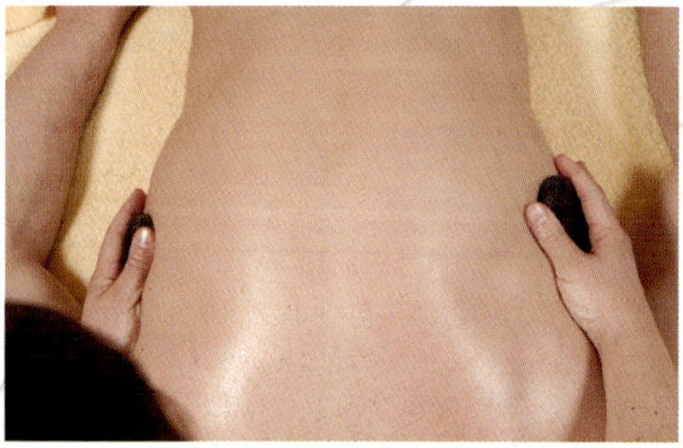

› rejoindre et écarter
les pierres lentement

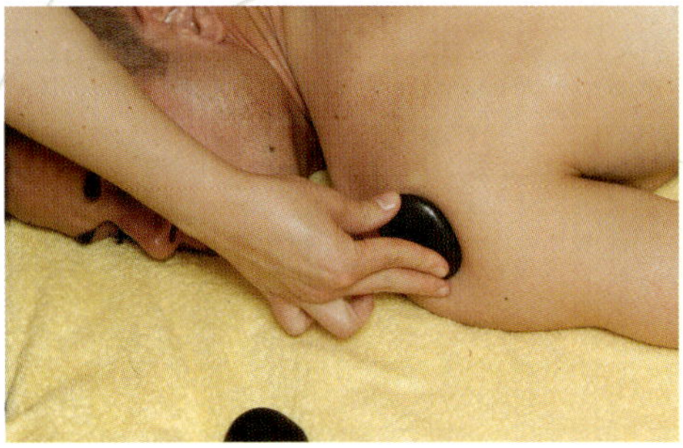

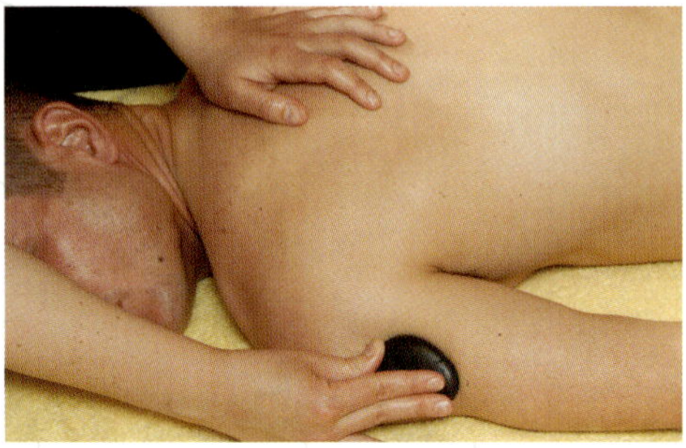

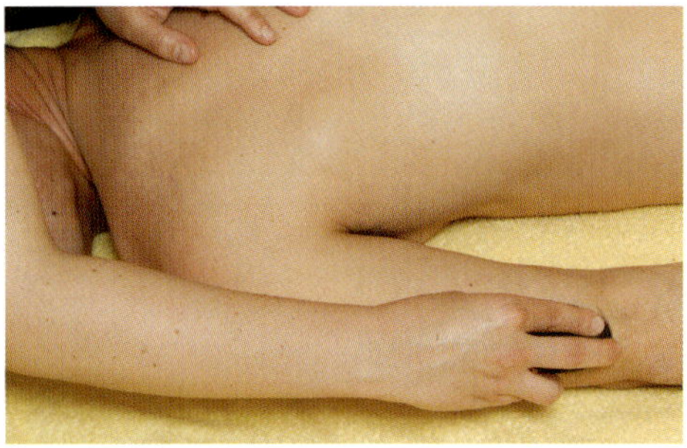

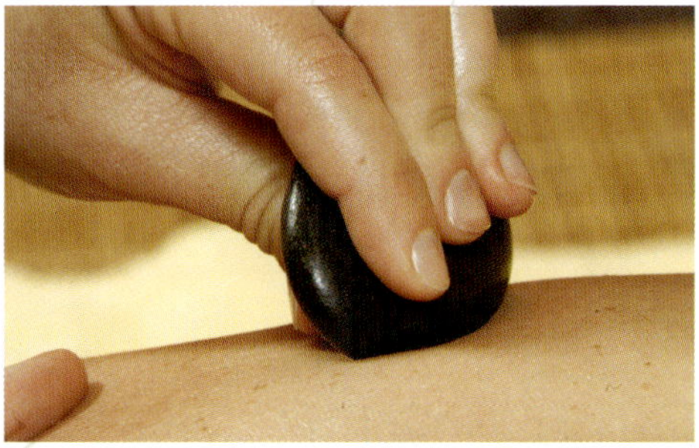

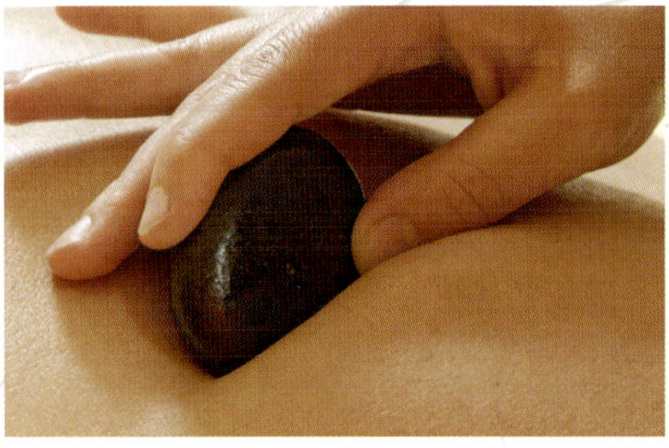

› dessins des muscles
(de l'origine au tendon)
avec plat ou tranche
de la pierre, en rotation...

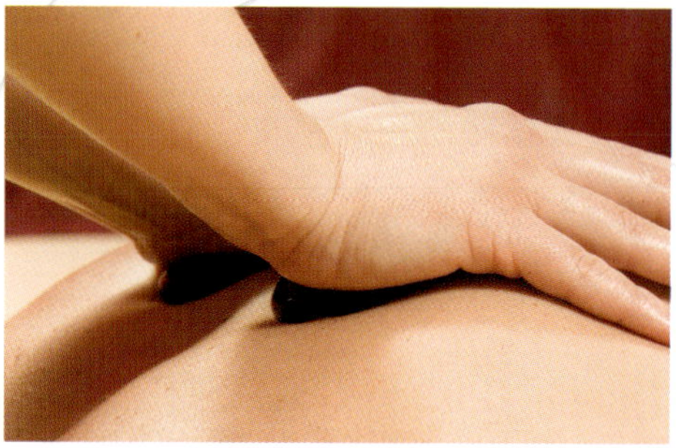

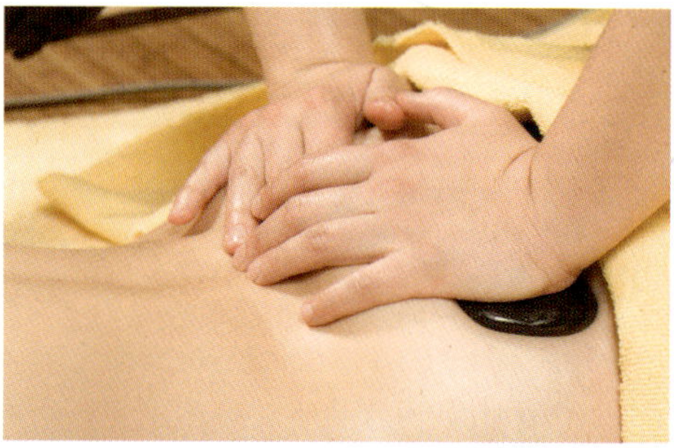

› les paumes de la main (à plat en tournant)

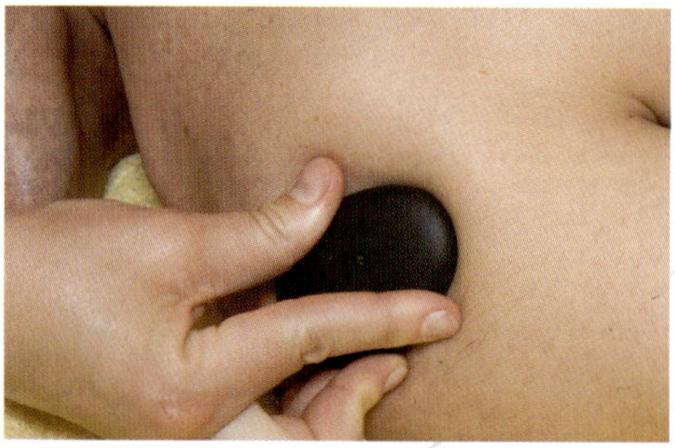

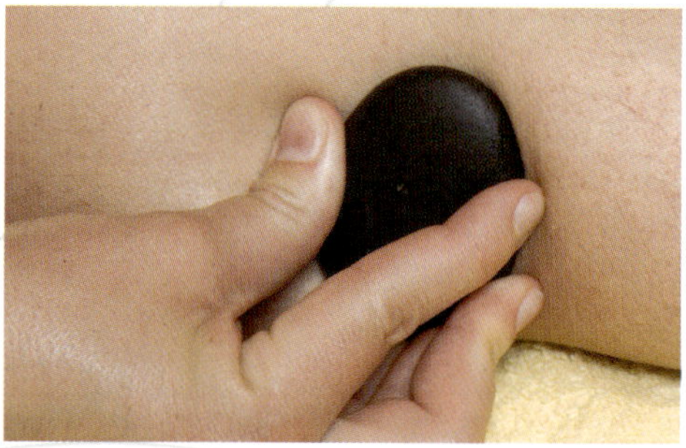

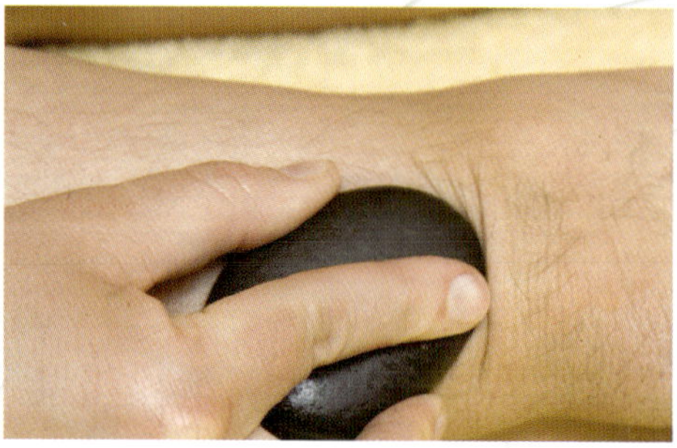

› frictions, gommages

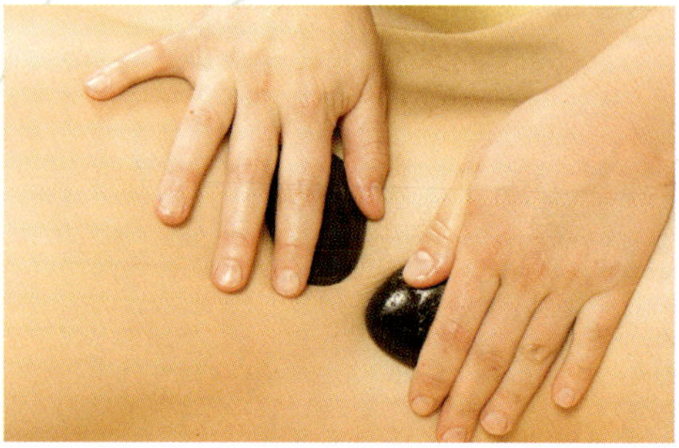

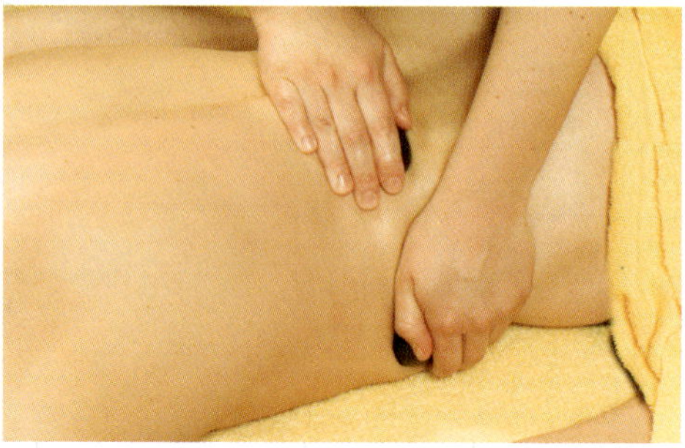

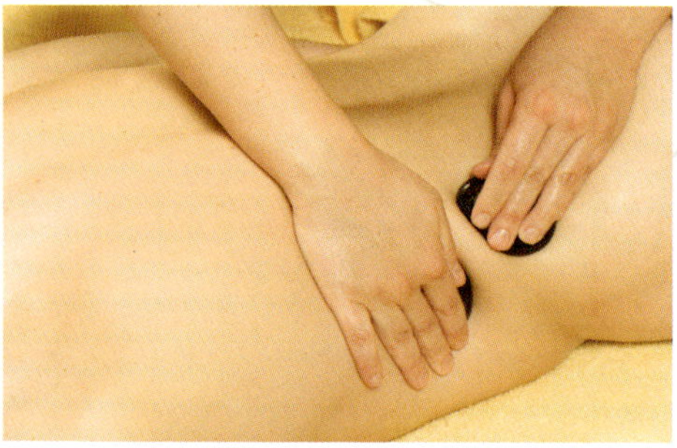

> pincer la peau entre les pierres
> prendre une partie du corps avec les pierres

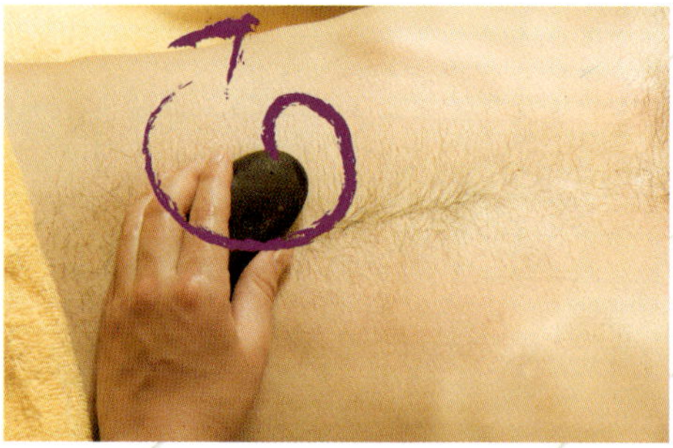

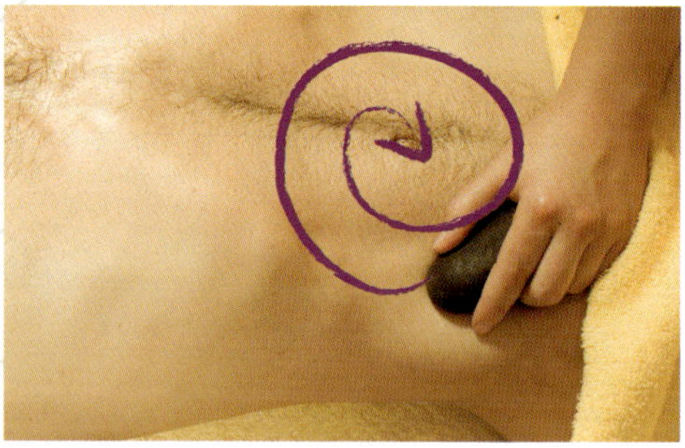

> chasser ou écarter l'énergie (vers l'extérieur du corps)
> recentrer (vers l'intérieur du corps)

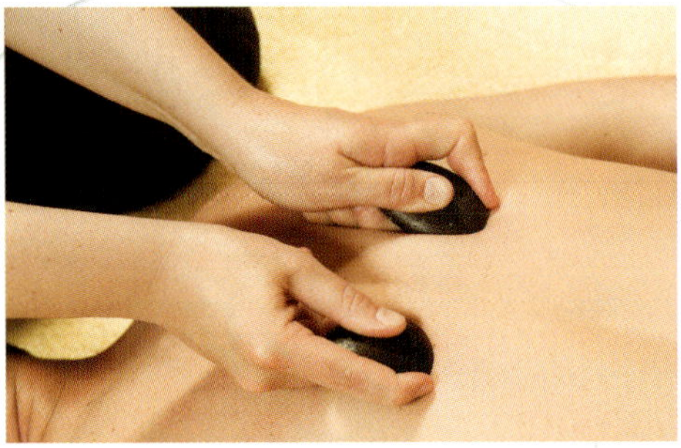

› twists

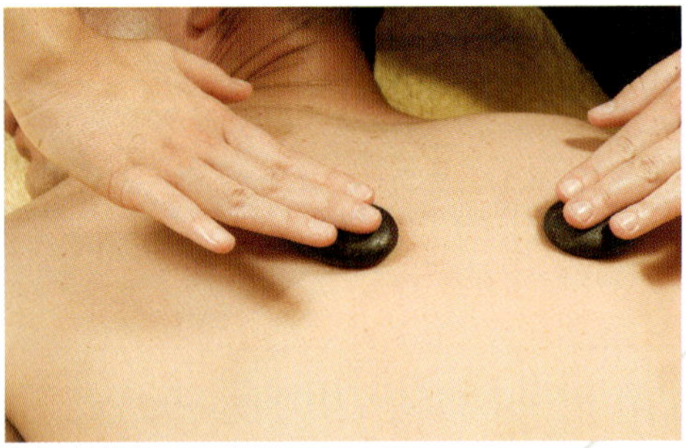

› vibrations

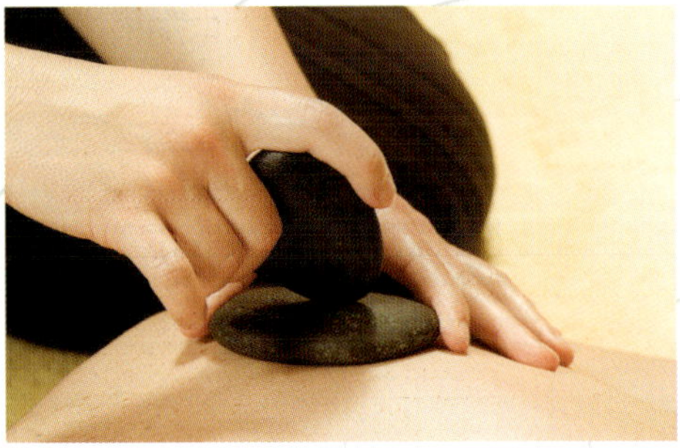

› les tapes légères

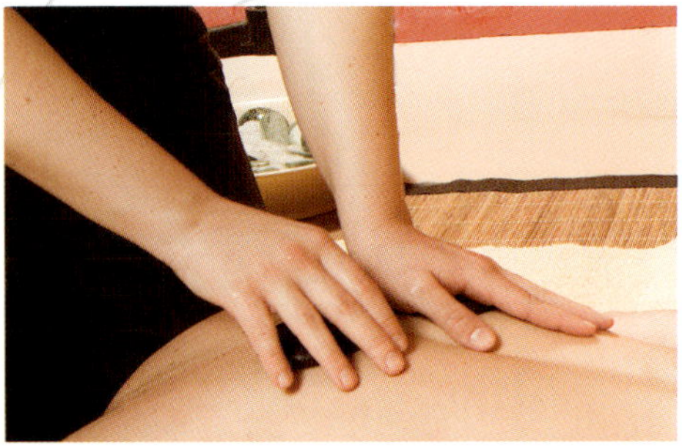

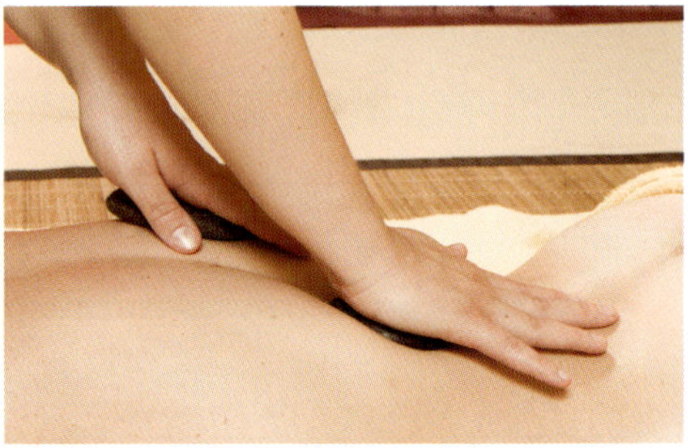

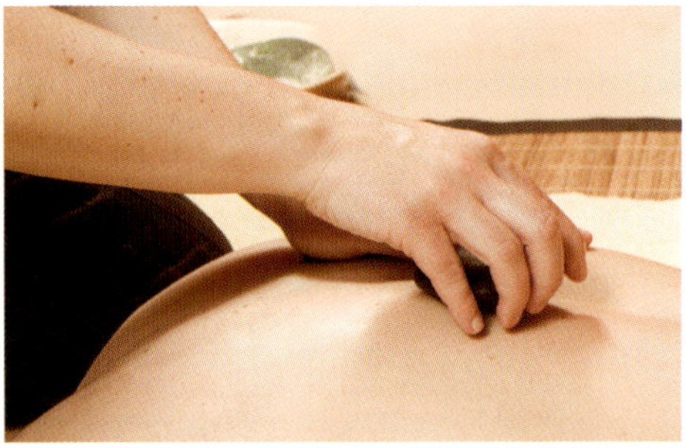

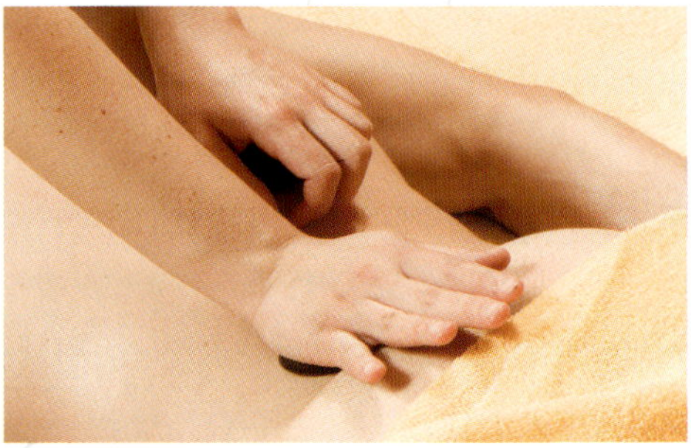

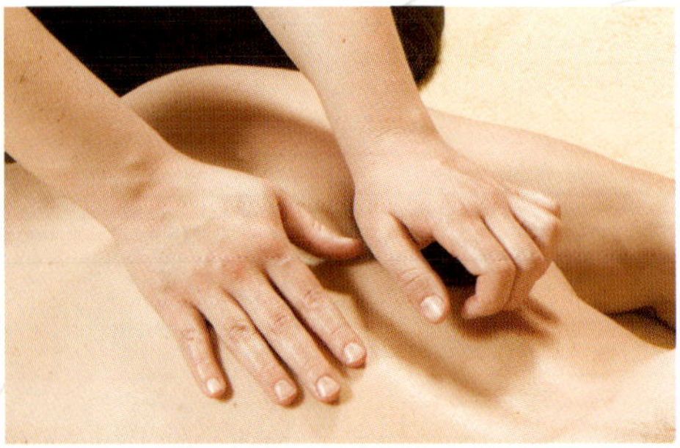

› le pas du chat

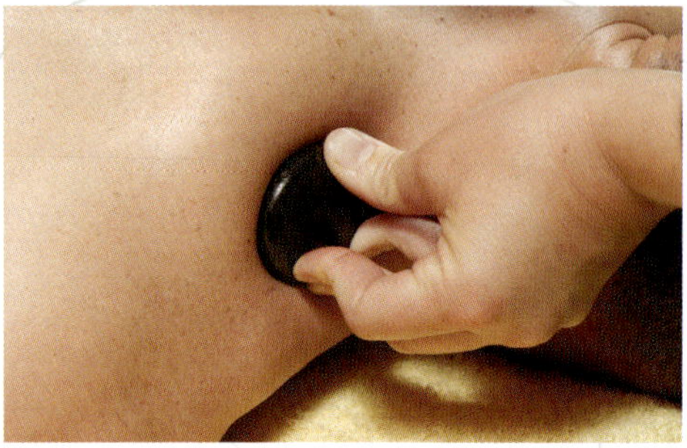

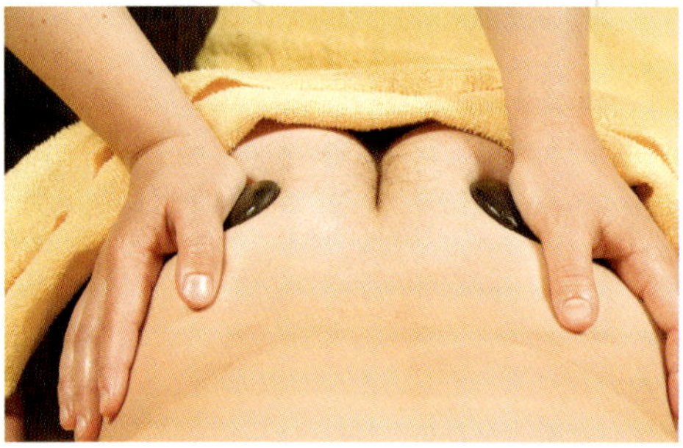

> les pressions prolongées

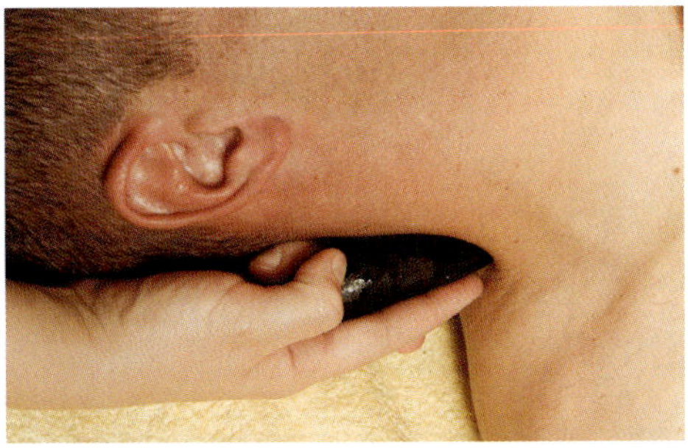

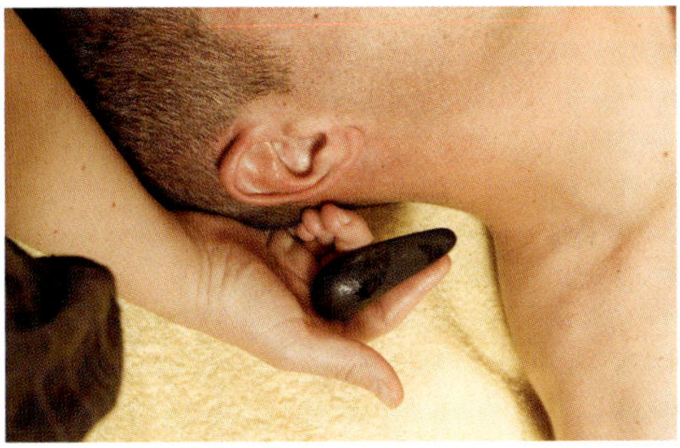

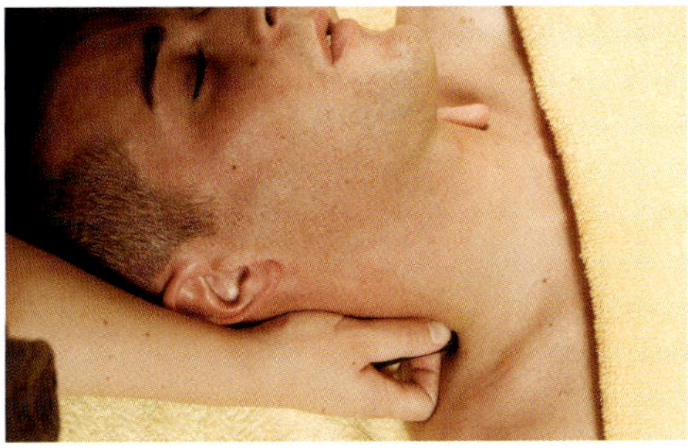

> les pointes de tigre

> les pointes de tigre twistées (qui remontent en glissant)

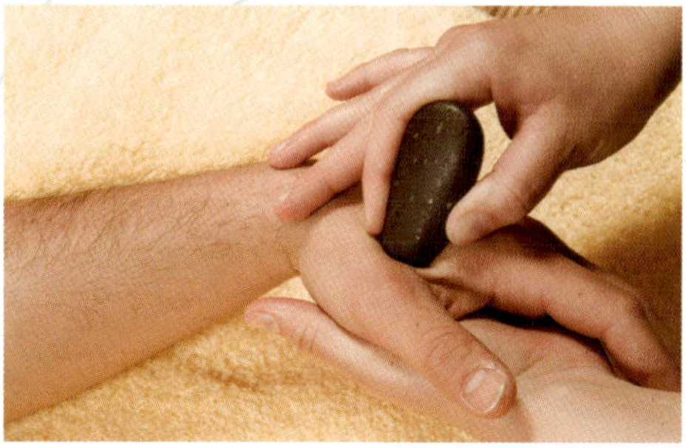

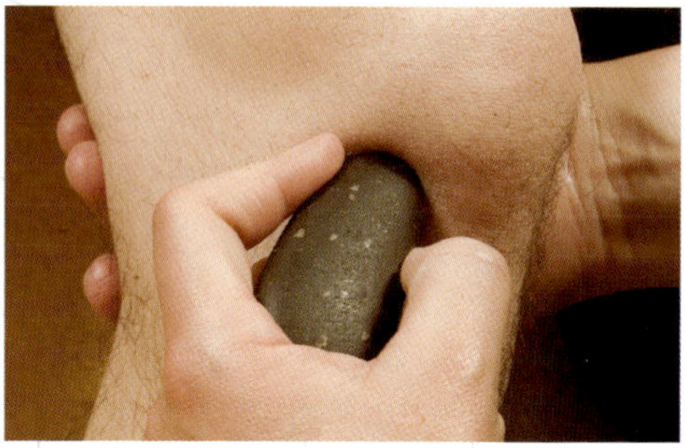

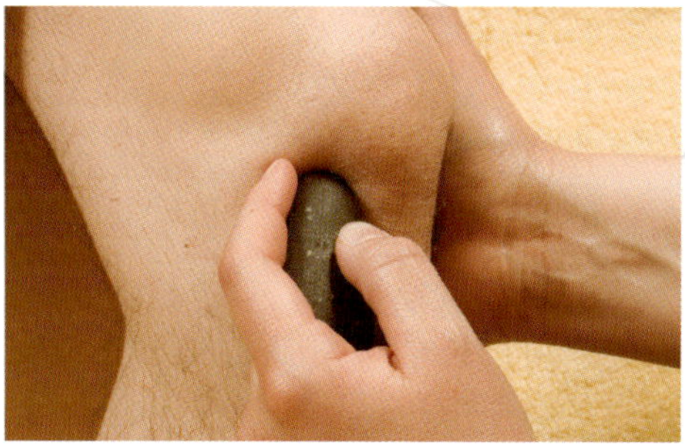

› explorer (interstices des articulations)

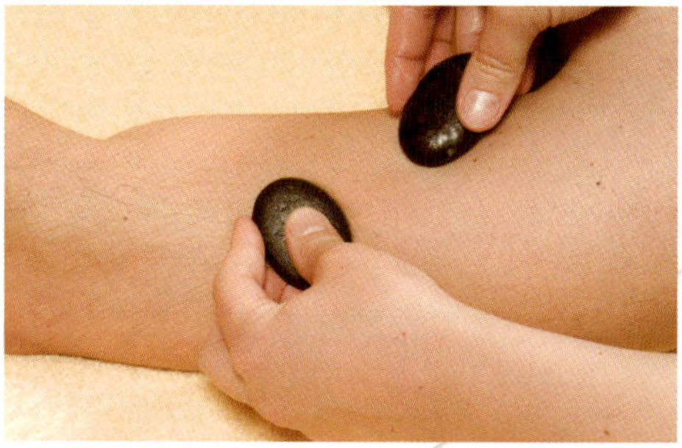

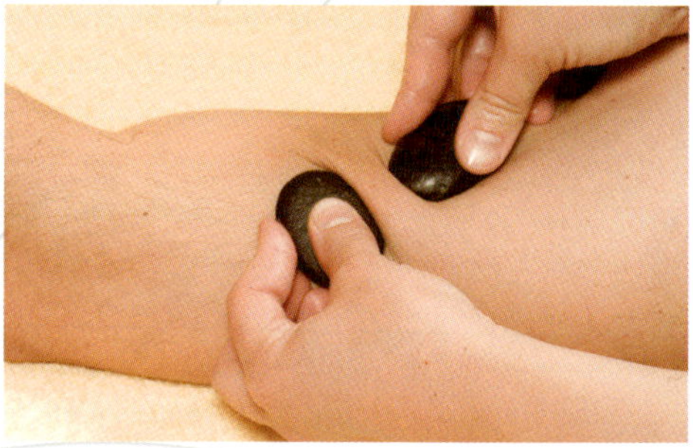

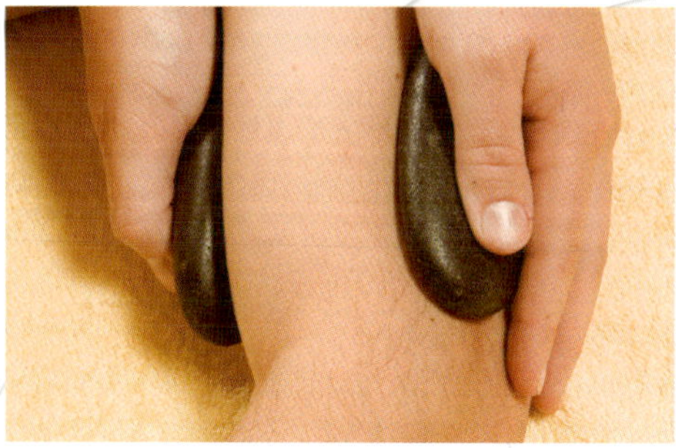

› pincer la peau entre les pierres

› prendre une partie du corps entre les pierres

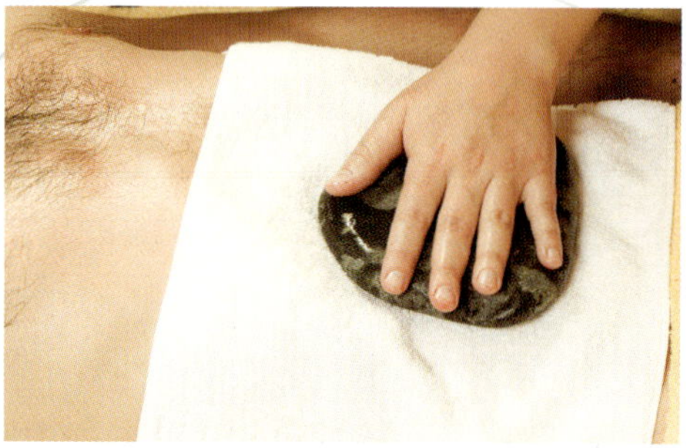

› relier le corps
(grosses pierres)

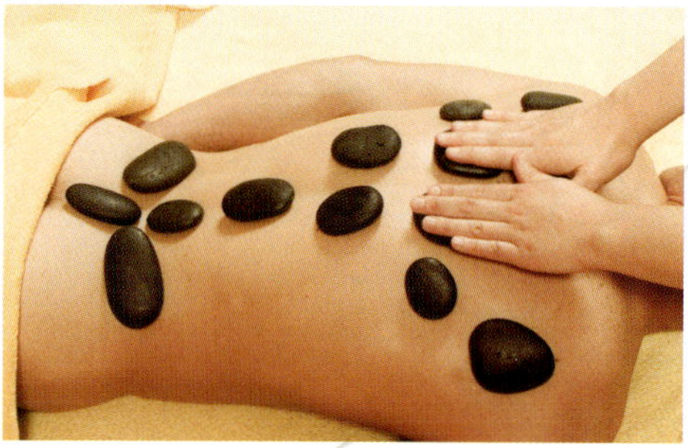

› appuyer doucement
sur les pierres positionnées

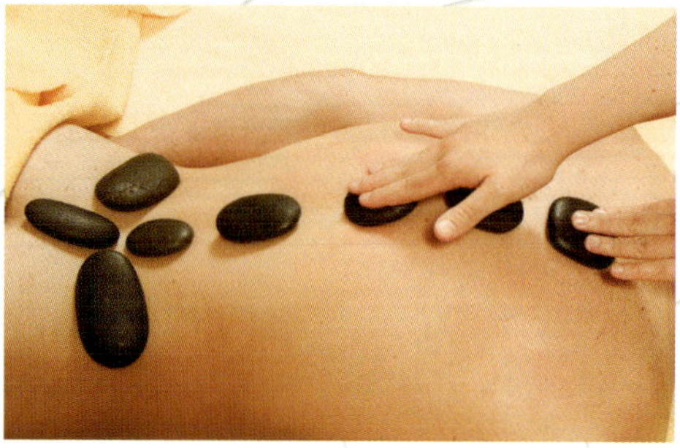

> exemple massage du visage

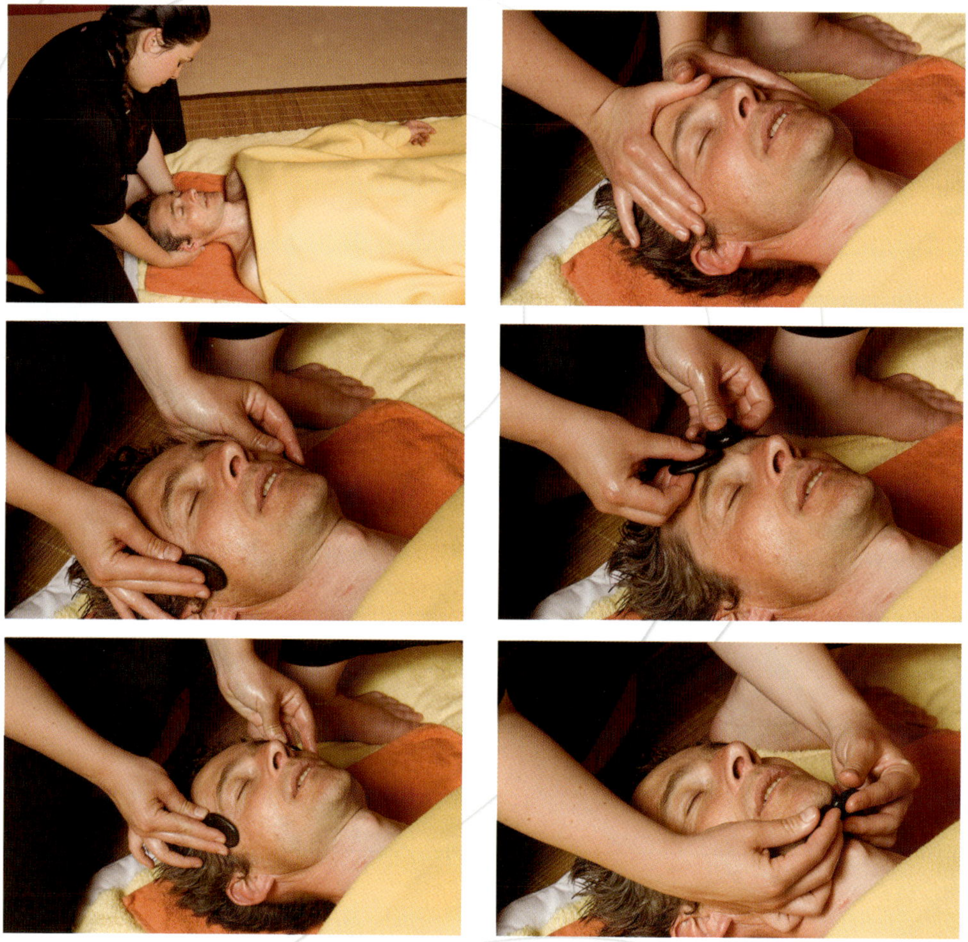

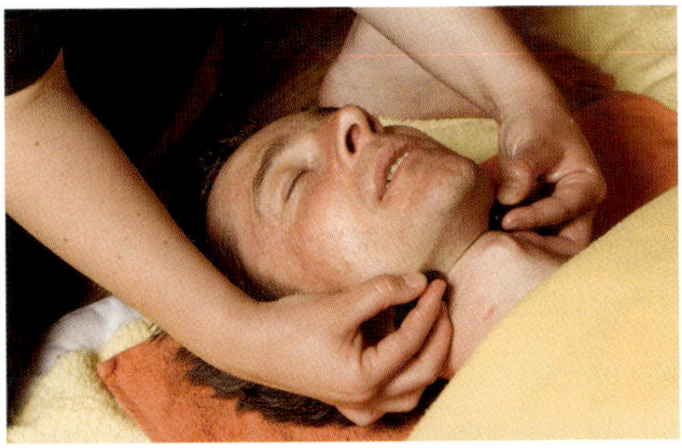
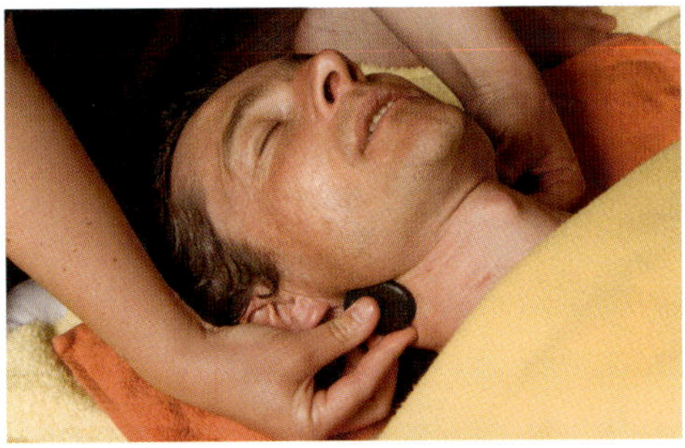
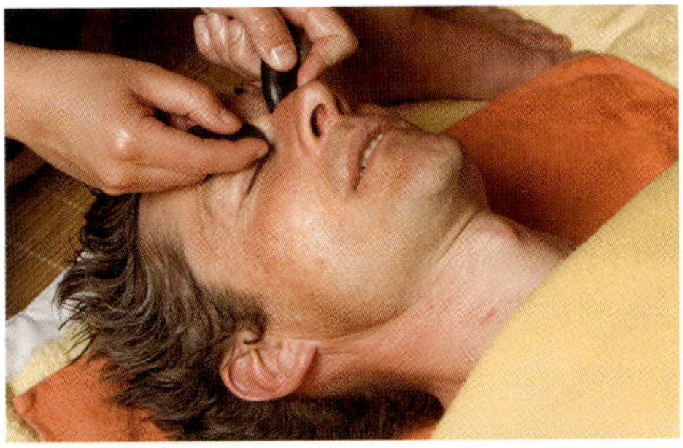
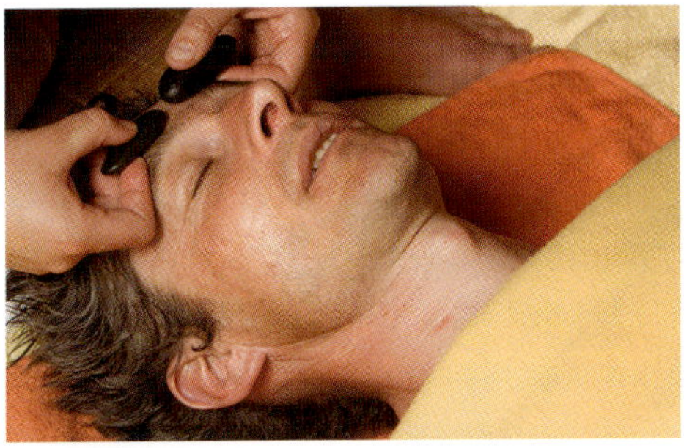
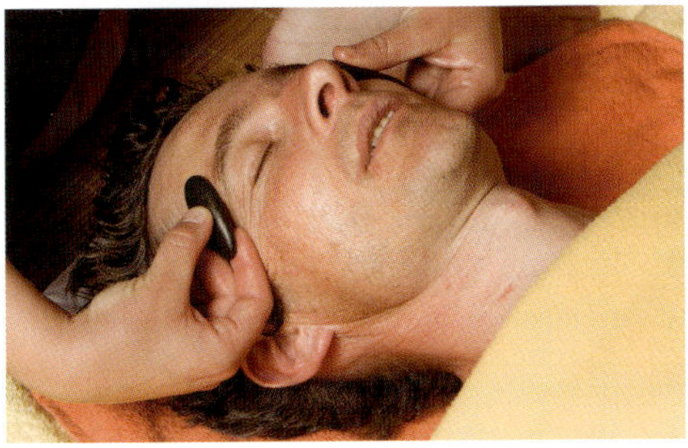
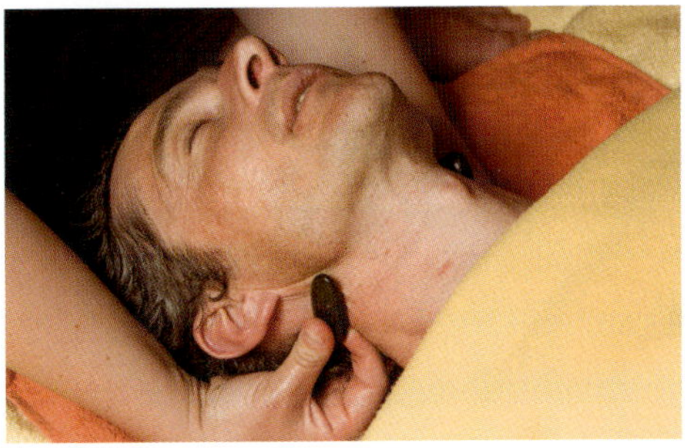

c. Poser les pierres pour en changer

Rapidement, la pierre va se tempérer en distribuant sa température au corps, dans le mouvement. Dès que la température s'est suffisamment tempérée pour que le corps puisse accepter une pierre immobile, choisissez l'endroit où vous déposerez la pierre et positionnez-la. Si vous attendez trop, la pierre va tiédir et sera inconfortable, voire désagréable pour la personne.

Vous pouvez positionner les pierres sur ou sous le corps. En voici quelques exemples... À vous la créativité ! Mais attention, la seule règle fondamentale à respecter : on ne déplace jamais une pierre positionnée en la faisant glisser à un autre endroit.

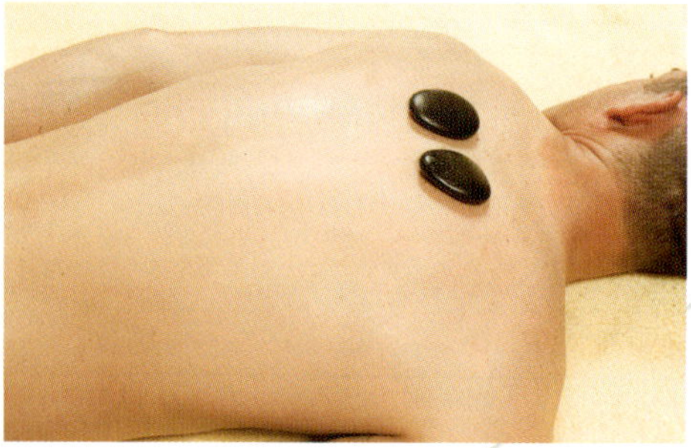

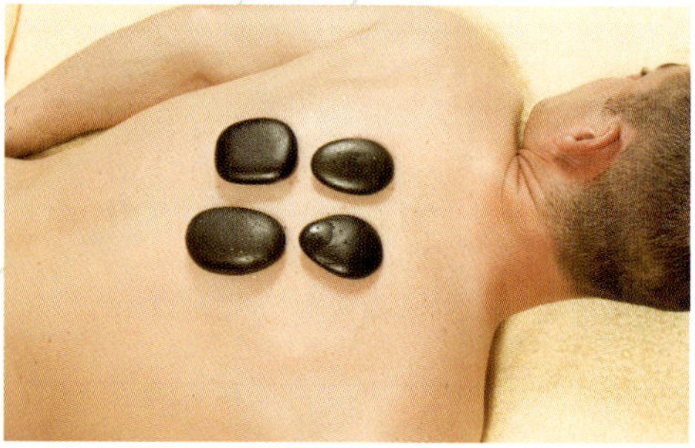

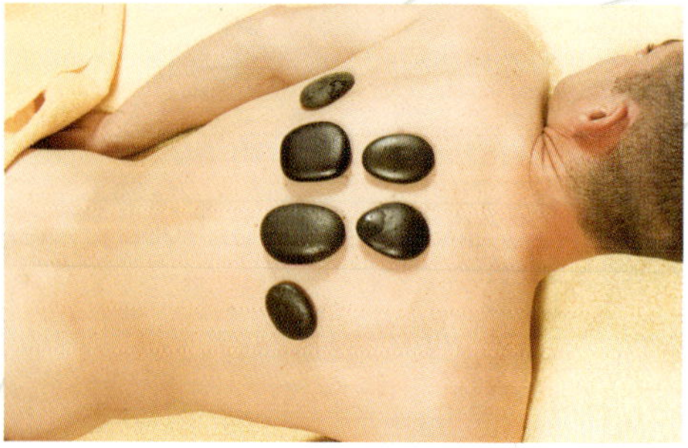

Un exemple parmi tant d'autres...

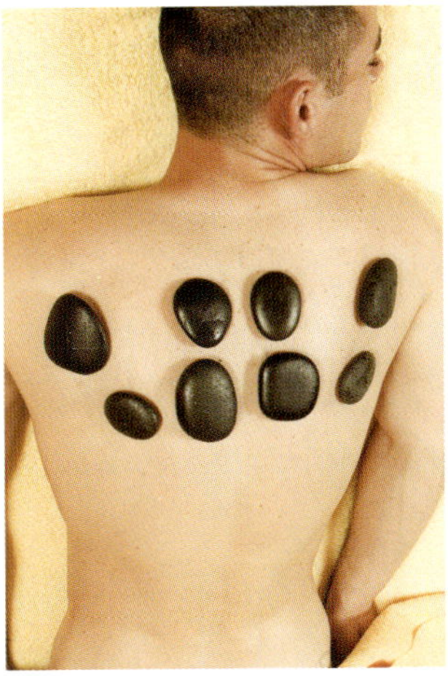
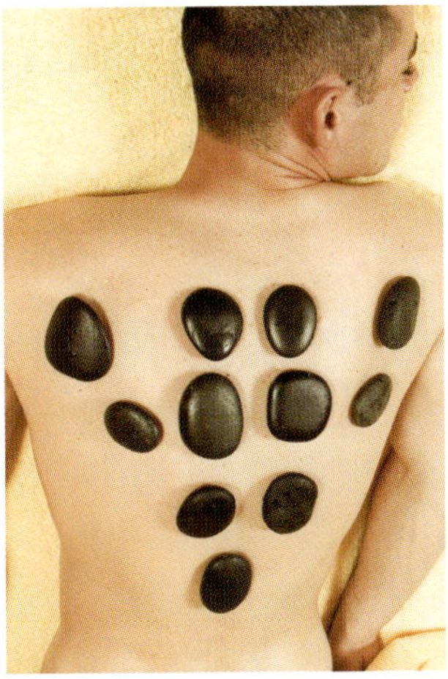
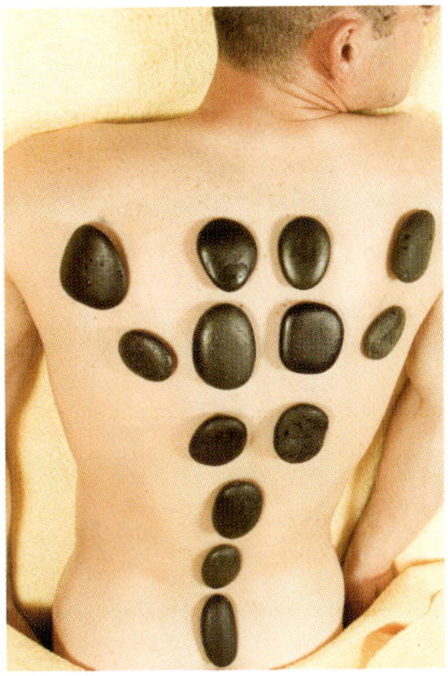

d. L'art de retirer les pierres

Si une pierre roule, glisse ou tombe de l'endroit où vous l'aviez installée, tant pis, c'est sans doute que le corps n'en voulait pas ou qu'il serait préférable d'inverser les températures (un marbre à la place d'un basalte par exemple). Quoi qu'il en soit, vous ne la replacerez pas.

Pour retirer une pierre, donnez trois petites tapes avec le dessus de l'ongle, et retirez-la en la faisant pivoter sur elle-même. Le bruit moite et gluant de la peau qui se décolle est surprenant la première fois. C'est la sudation et les toxines éliminées que nous observons là.

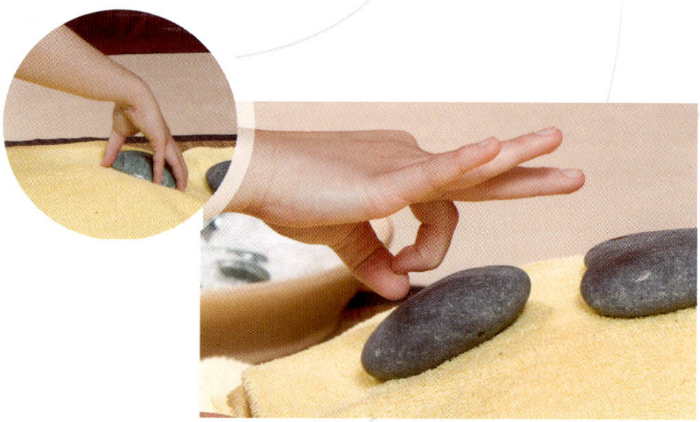

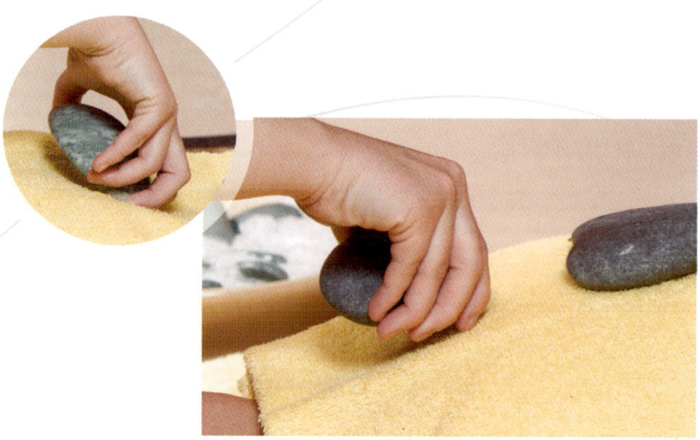

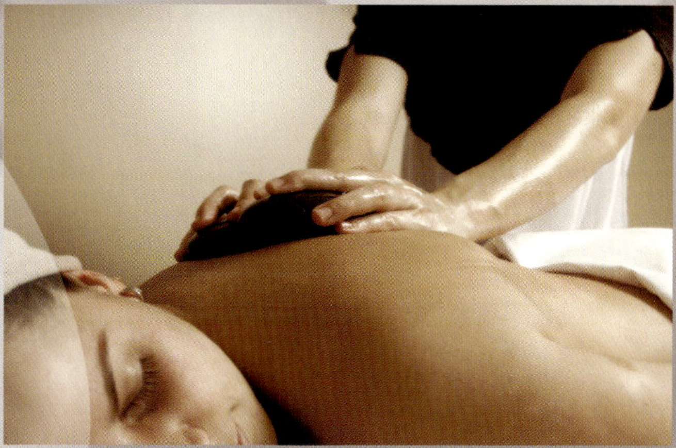

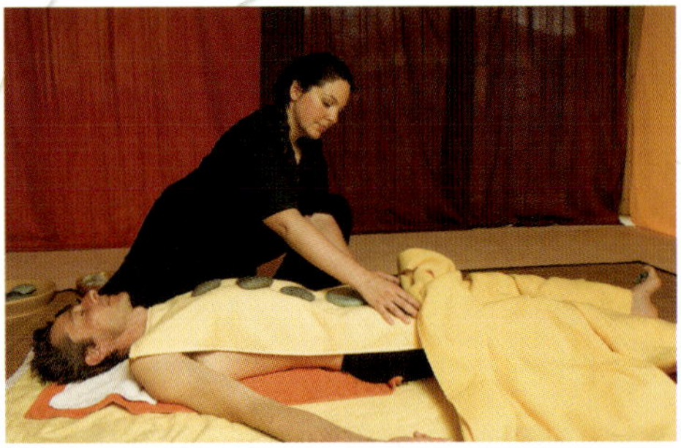
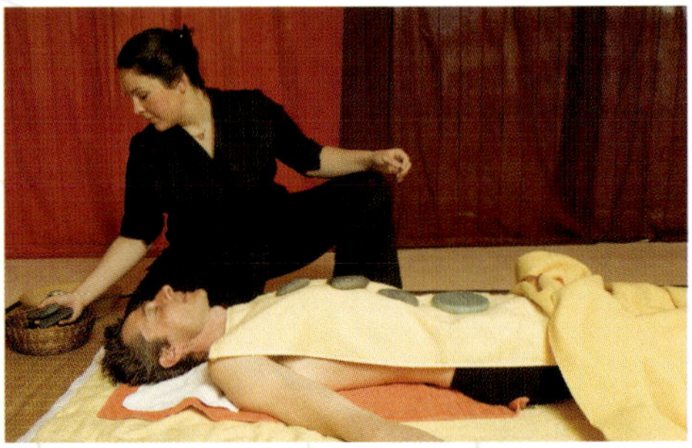
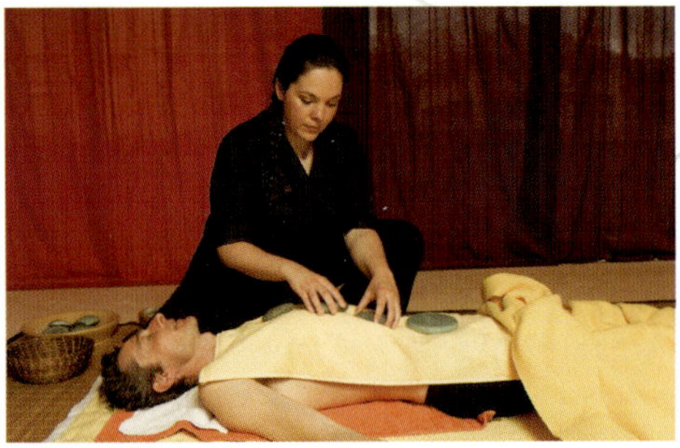
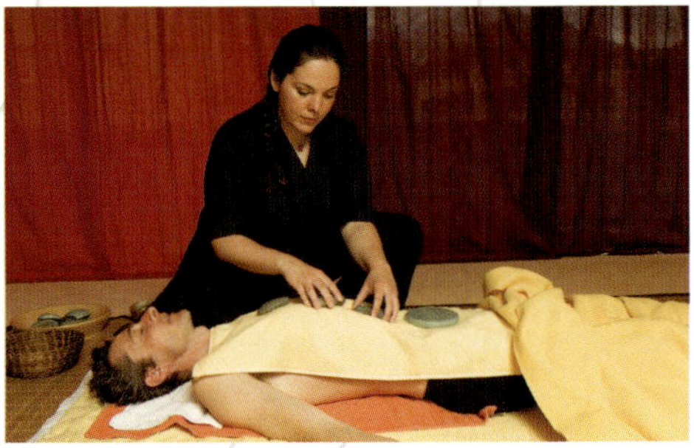
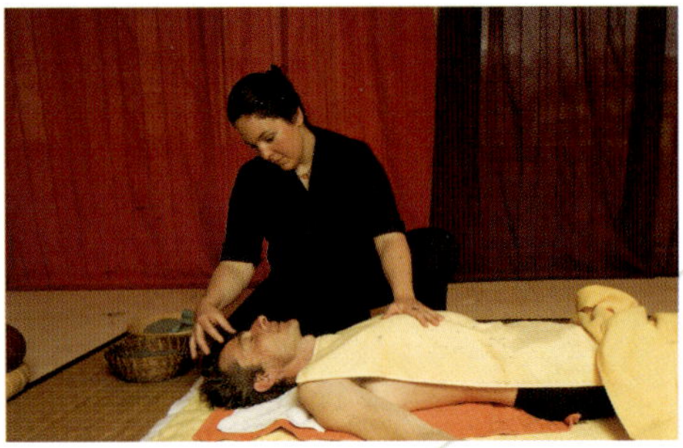

› pour retirer les pierres de dessous, il y a deux possibilités. Soit je bascule la personne sur le côté :

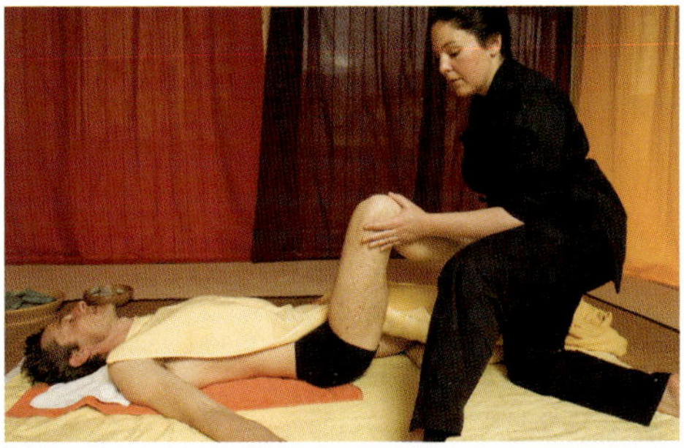
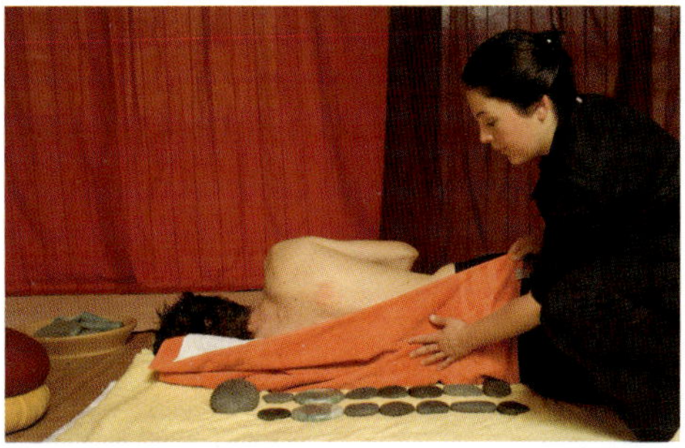
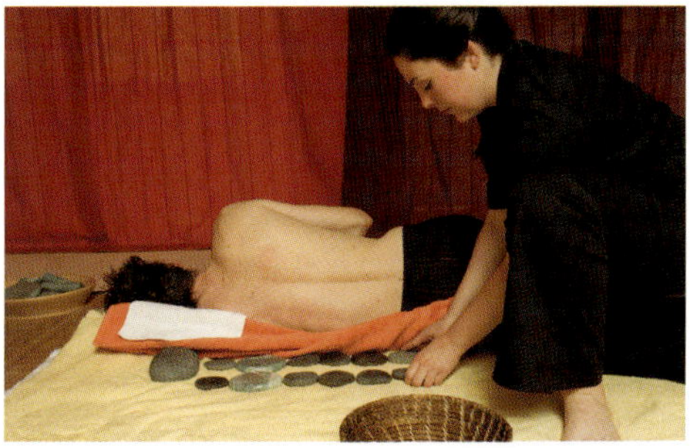
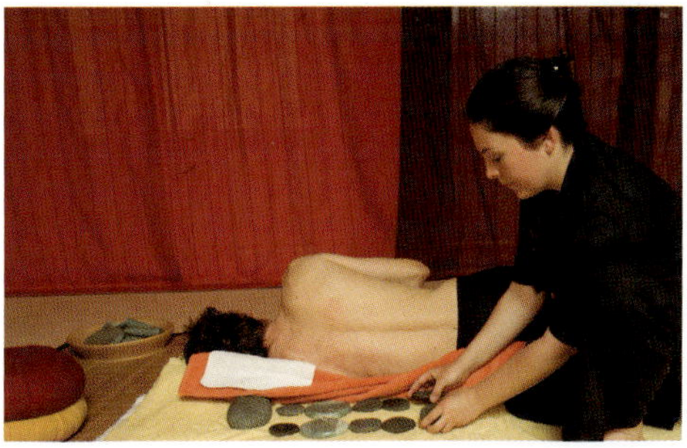
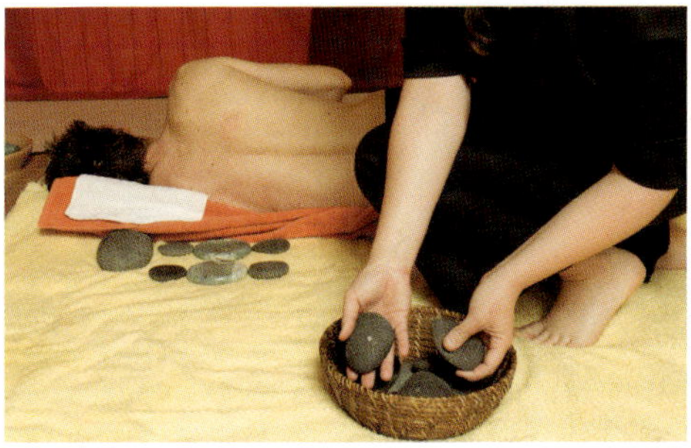
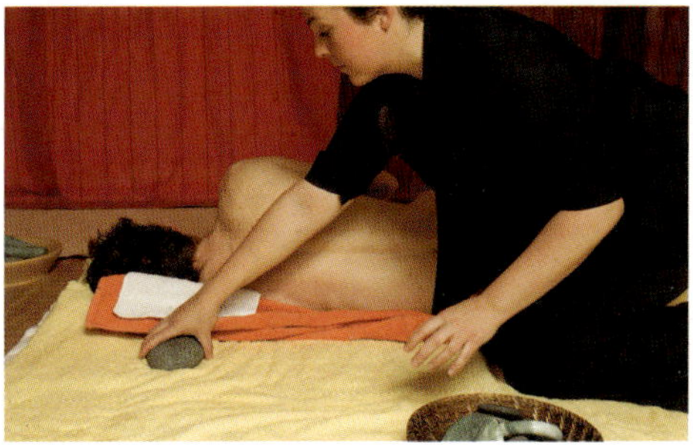

› Soit je l'aide à se relever :

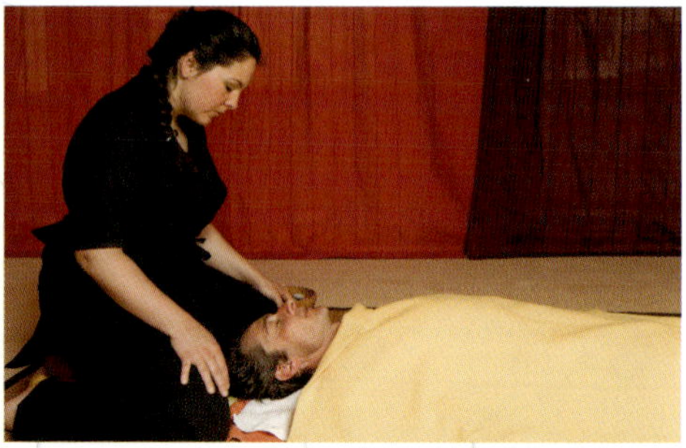

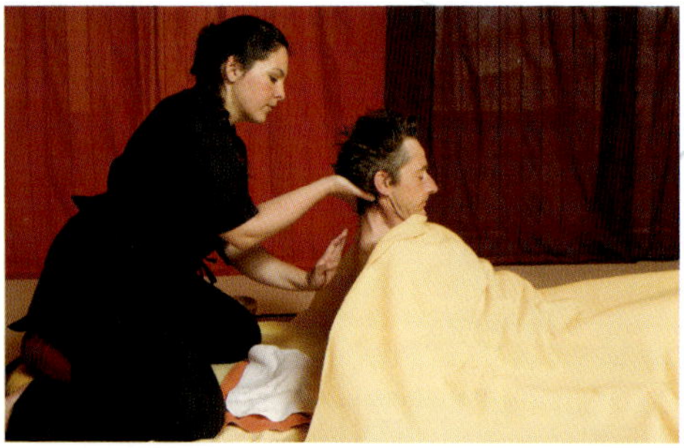

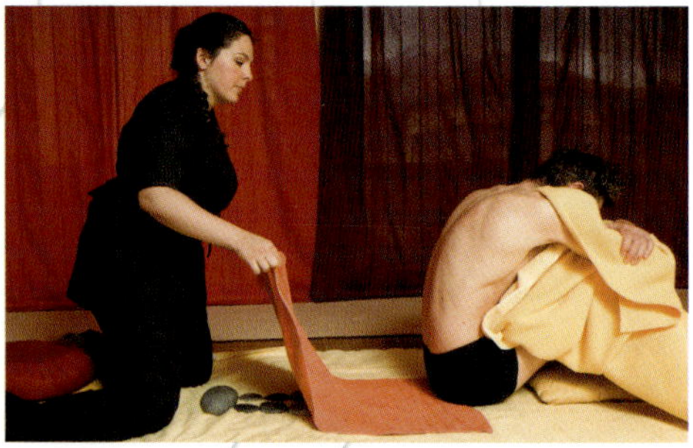

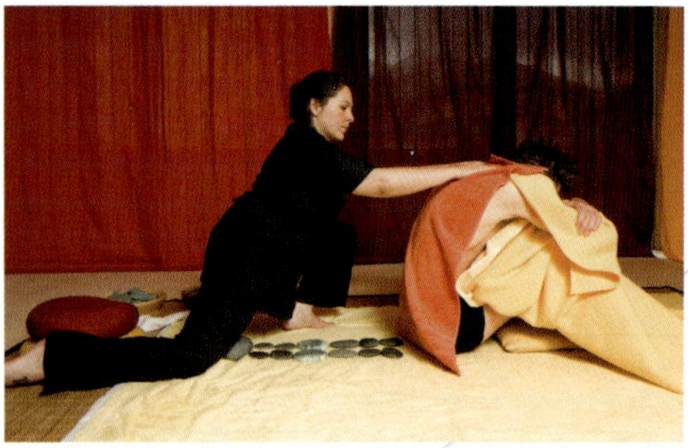

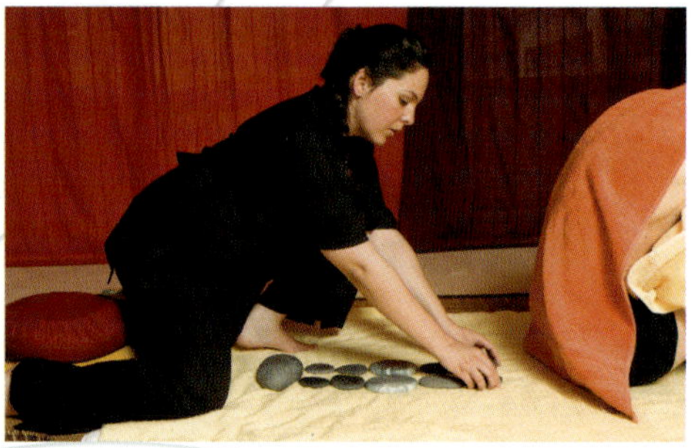

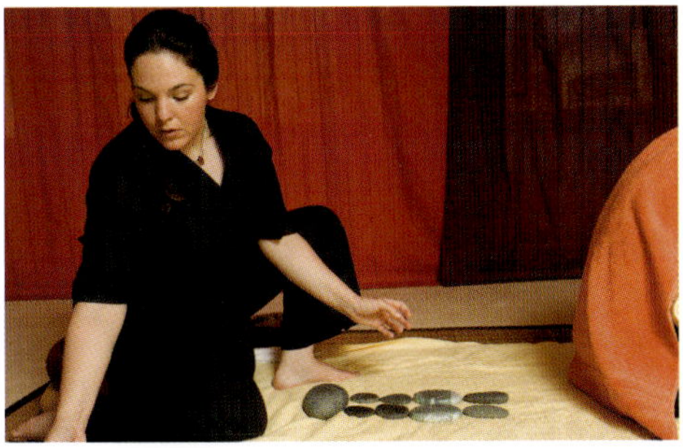
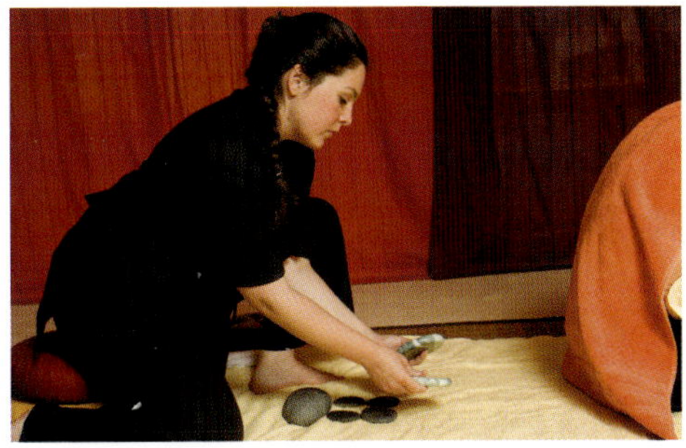
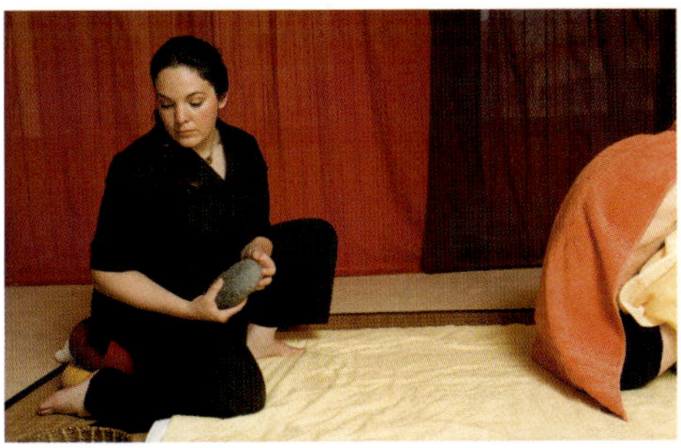
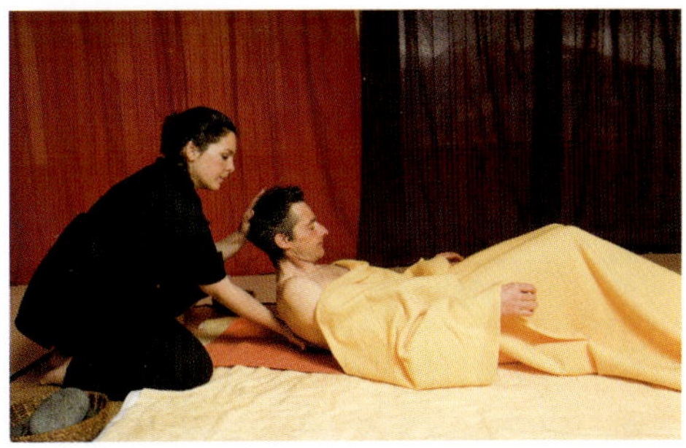
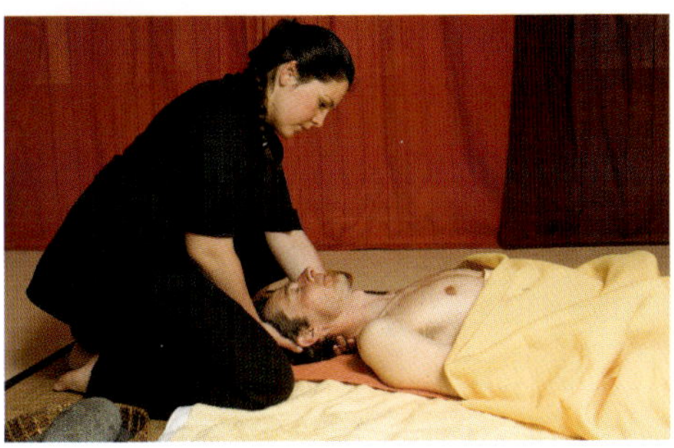
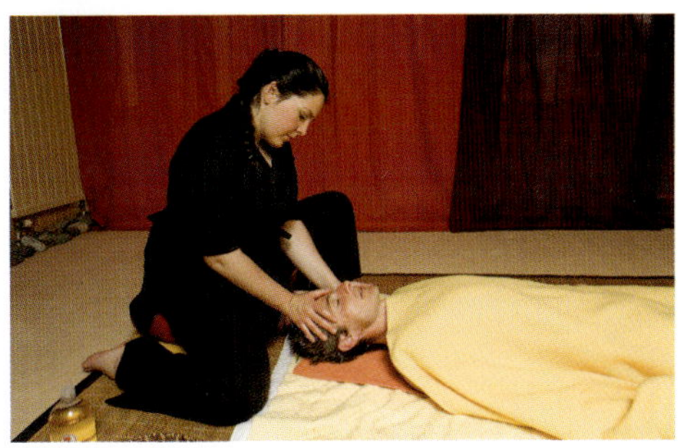

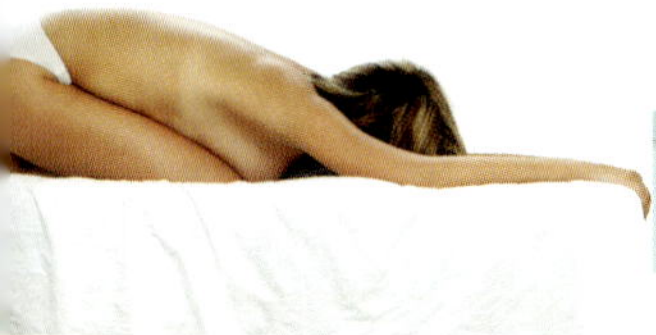

2.7. Travail spécifique des 7 étages du corps

a. Pourquoi sept zones, les bases de ce travail

C'est en remettant en question ma pratique du massage durant mes formations que j'ai découvert cette nouvelle manière, pour moi, d'aborder le travail corporel. Il est en effet difficile de s'occuper minutieusement, dans les moindres détails, de tout le corps de l'autre durant un massage. L'échange durerait longtemps, plusieurs heures, et cela ne rimerait pas nécessairement avec un travail efficace. Efficace dans le sens où la personne aurait reçu un massage qui réponde à ses besoins corporels, qui s'occupe d'une manière ciblée de ses zones de tension, d'une façon adaptée.

La méthode avec laquelle je travaille est une manière de faire, parmi sans doute beaucoup d'autres. Ce n'est pas LA seule manière de s'y prendre, mais en tout cas cela me correspond, et j'ai pu constater que jusqu'à présent cela fonctionne. C'est pour moi quelque chose de vaste dont je n'ai pas terminé d'explorer toute la dimension.

Nous abordons le corps non pas « recto verso » comme beaucoup de personnes le font en massage, mais par étages. Il s'agit, lors de l'entretien de début de séance, ainsi que lors de votre observation non verbale de la personne (l'analyse posturale), de déterminer les priorités de travail durant la séance qui commence. Aller à l'essentiel. Pour une personne qui aurait attendu de se sentir vraiment mal pour prendre rendez-vous avec vous, il est évident que le corps pourrait recevoir le toucher encore et encore et encore... pendant des heures... Mais cela n'est pas le cadre habituel de travail. Nous disposons le plus souvent d'une heure, voire une heure et demie de massage avec un client, parfois 30 minutes, et même seulement 15 minutes dans les détentes que proposent certains Spas !

Alors comment être efficace en peu de temps ? Eh bien, en ciblant le massage là où le corps en a le plus besoin. Nous allons donc faire des choix de praticien. C'est la partie la plus délicate de notre travail, il n'est plus possible de se cacher derrière un protocole de mouvements préétablis (le mot « rituel » est très à la mode en ce moment...).
Nous allons distinguer sept zones du corps différentes, sept étages qui pour certains correspondront à des zones énergétiques, mais pour l'instant ce n'est pas sur ce plan-là que j'aborde les choses. **Parmi ces sept parties, nous pouvons considérer qu'il est raisonnable d'en travailler correctement deux durant une même séance.** La première, la plus spontanée, est souvent celle indiquée par le client.

À la question « où sentez-vous que vous avez besoin d'être massé ? », il va souvent répondre en vous désignant la partie du corps qui a le plus besoin de recevoir le toucher. C'est d'ailleurs par là que vous commencerez à travailler en massage, en toucher. Il est important que la personne se sente entendue dans sa demande. Si elle vous dit qu'elle a très mal au dos, mais que vous commencez à longuement lui masser la plante des pieds, puis l'arrière des jambes... même si techniquement vous êtes bon, relationnellement parlant, on fait mieux... Il y a plus diplomate comme attitude.

La seconde zone est plus subtile à déterminer.

C'est parfois votre client qui vous dira « ah, et puis j'aimerais aussi être massé là... ». Mais souvent il vous faudra être plus perspicace, plus observateur, plus fin... plus subtil. C'est souvent la zone la plus... émotionnelle, celle qui vous demandera le plus de respect.

Bien sûr, dans chaque zone il y a le côté qui appelle, le côté tendu... et il y a l'autre côté, souvent celui où réside l'issue, l'inspir ou l'expir libérateur, mais là vraiment rien ne sert d'aller plus loin me semble-t-il, car tout cela n'est pas très parlant pour moi en théorie... C'est à vivre, c'est à ressentir... Je peux vous illustrer cela par un exemple : la personne est très tendue dans la zone « ingrate » entre les omoplates, que vous allez vous appliquer à masser en vue de détendre, de relâcher, mais c'est lorsque votre main se posera avec légèreté sur la poitrine qu'un profond soupir vous indiquera que c'est là précisément que cela se joue que vous êtes au bon endroit.

Passons à la pratique... et rappelez-vous, c'est généralement sur deux étages que cela se joue...

- nous allons mettre de l'air
- mettre du mouvement
- positionner les pierres sur les zones de tension
- masser et relâcher
- dynamiser l'échange des fluides avec le jeu des températures

b. Travail du 1er étage : les racines, le pubis

> Cette zone correspond au-dessus du pied, à l'intérieur des jambes et au-devant des jambes, au pubis, au périnée et à l'avant du bassin.

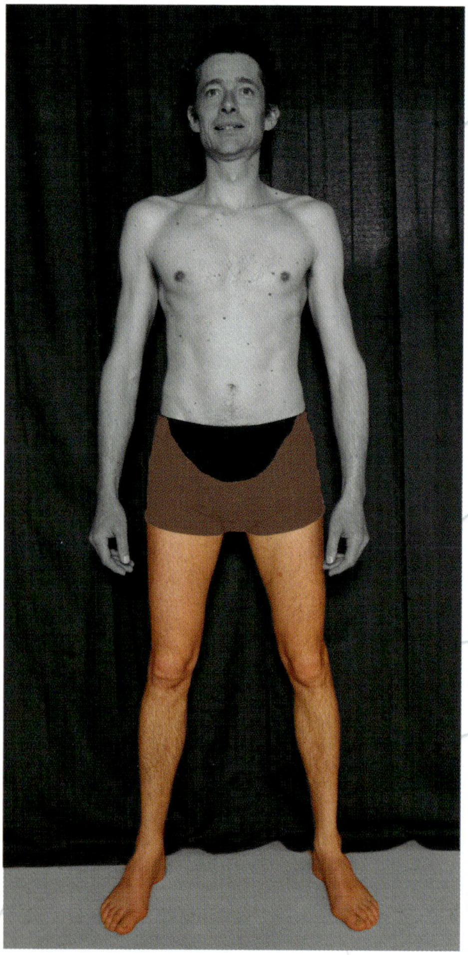

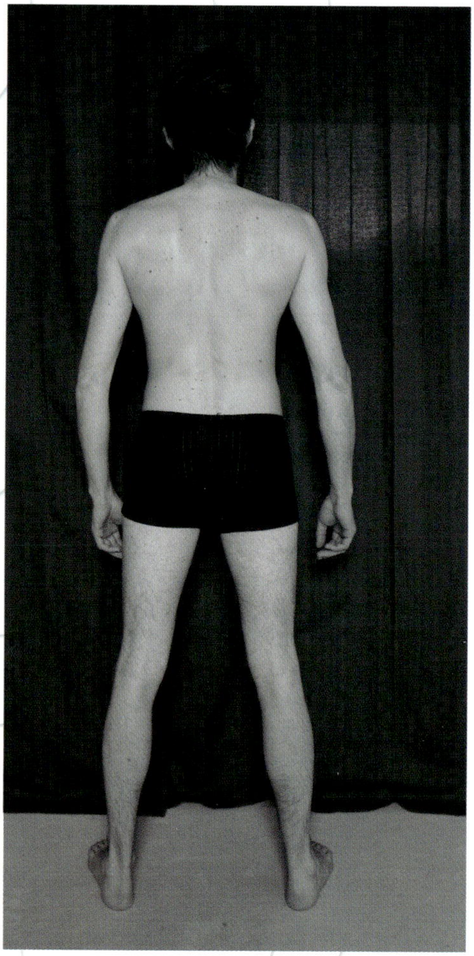

c. Travail du 2e étage : le ventre

> Cet étage correspond à la plante du pied, à l'extérieur et au derrière des jambes, au fessier et au sacrum, au ventre jusque sous le diaphragme, ainsi qu'aux lombaires.

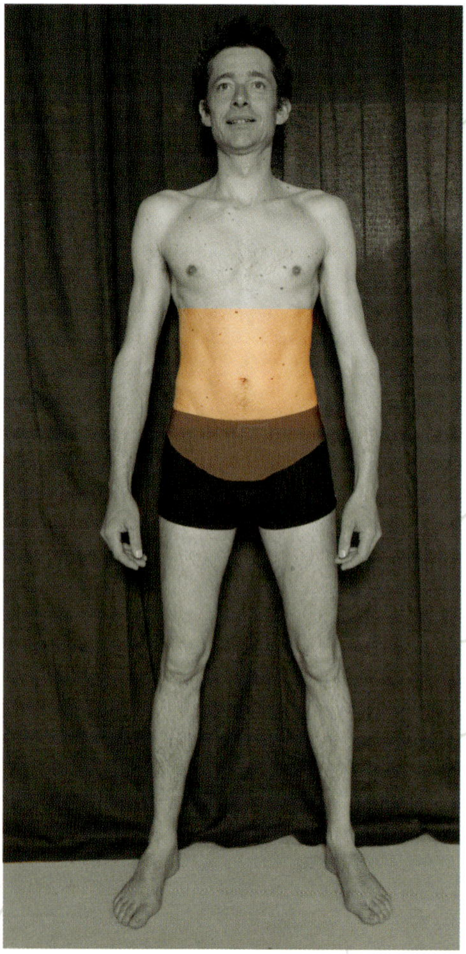

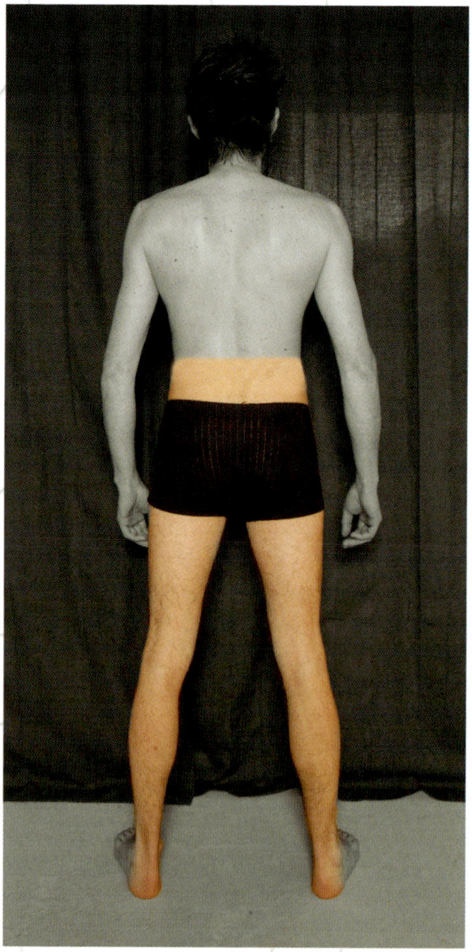

d. Travail du 3e étage : le plexus

> Cela pourrait presque ressembler à un anneau autour du corps : tout le diaphragme, le plexus solaire (zone de l'estomac) et les dorsales correspondantes.

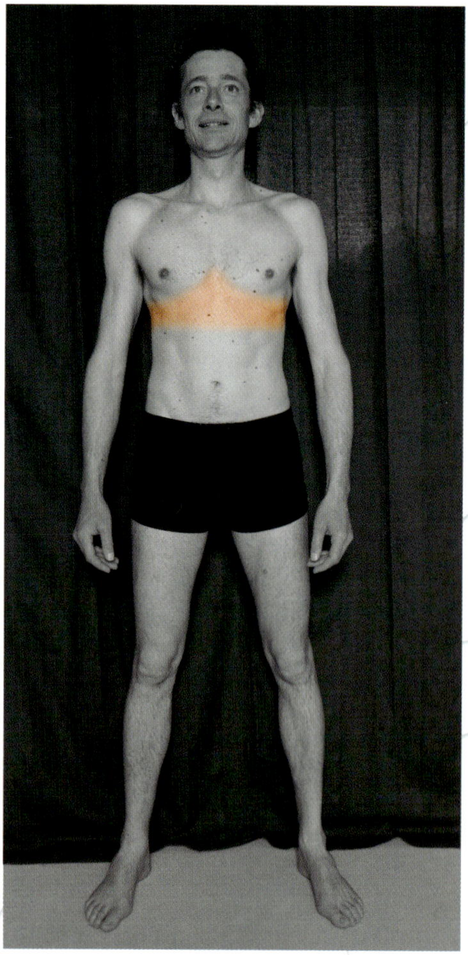

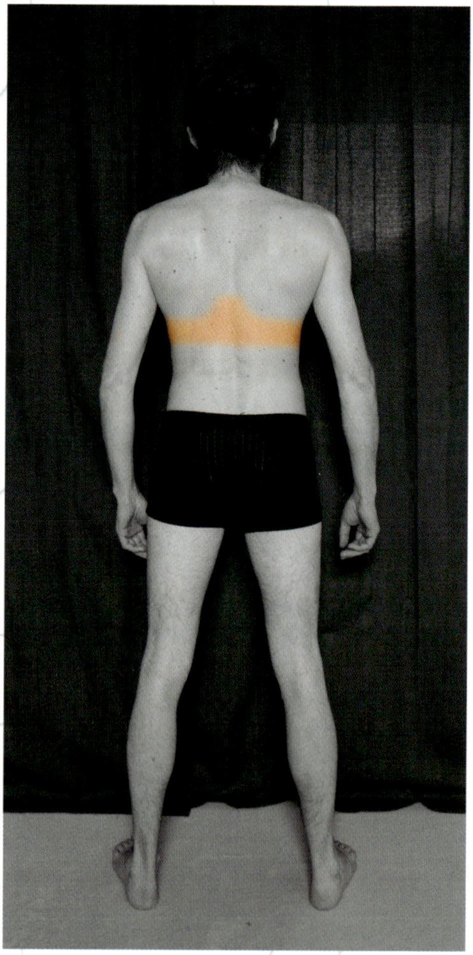

e. Travail du 4e étage : le cœur

> Cette partie du corps correspond au cœur, au sternum et à la poitrine, aux côtes, aux poumons, aux omoplates et aux dorsales correspondantes. Y sont bien entendu reliés les épaules, les bras et les mains. Les mains sont le prolongement du cœur...

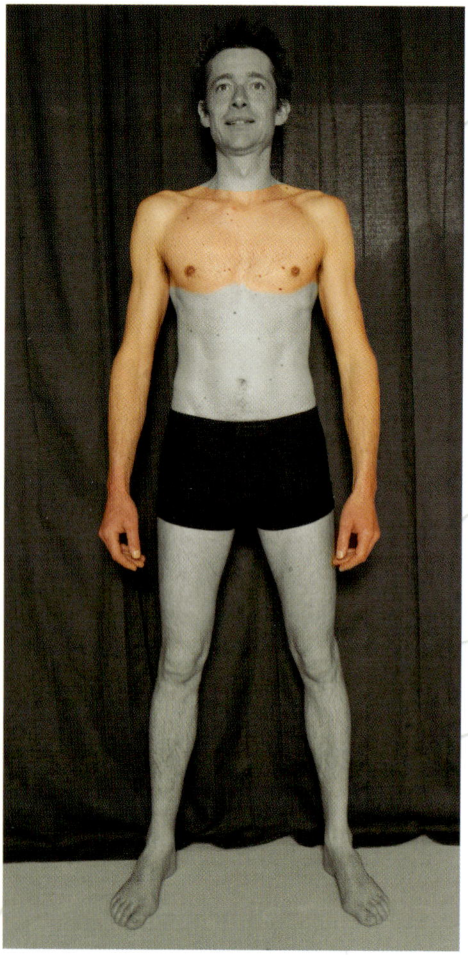

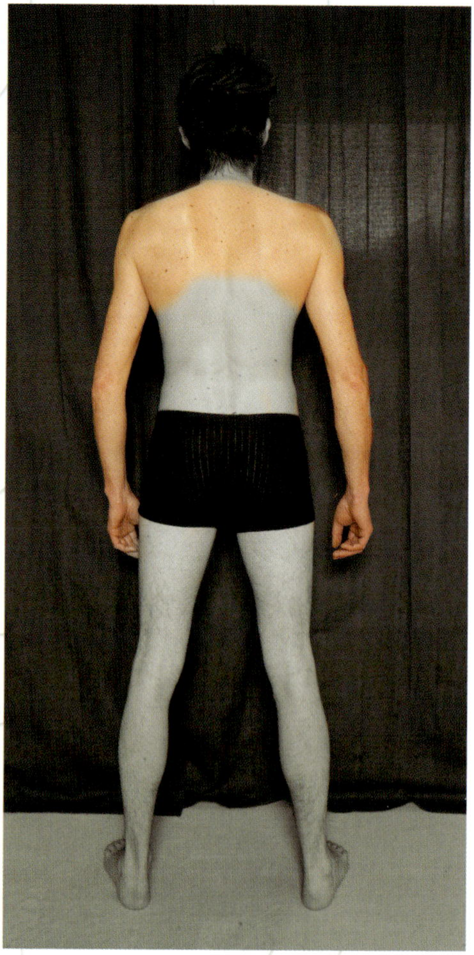

f. Travail du 5e étage : la gorge

> Cet étage englobe la nuque et les cervicales, la gorge, mais également l'occiput et la mâchoire inférieure, la langue.

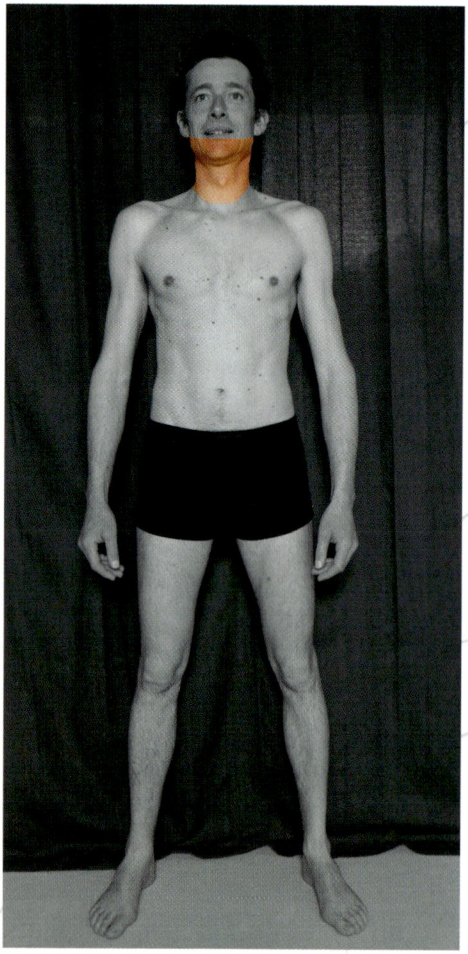

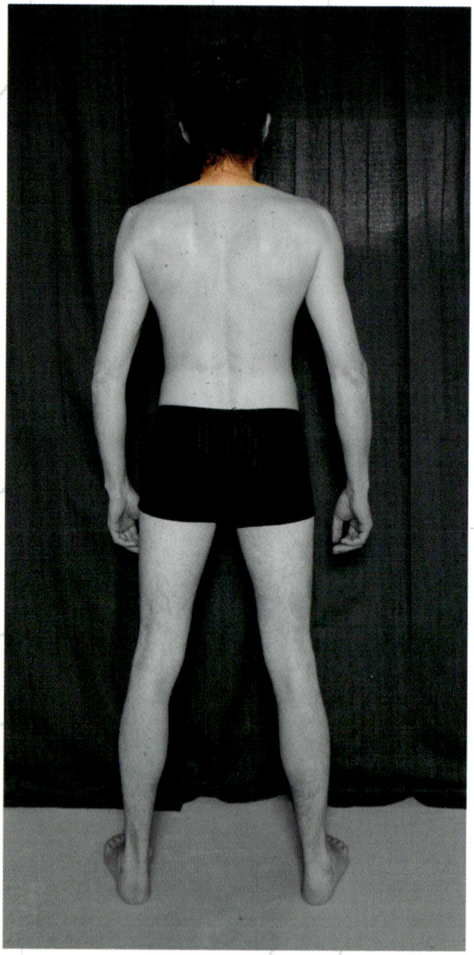

g. Travail du 6e étage : le visage

> Cette zone englobe le haut du visage, les oreilles, le front, et l'arrière du crâne (la zone qui repose sur l'oreiller).

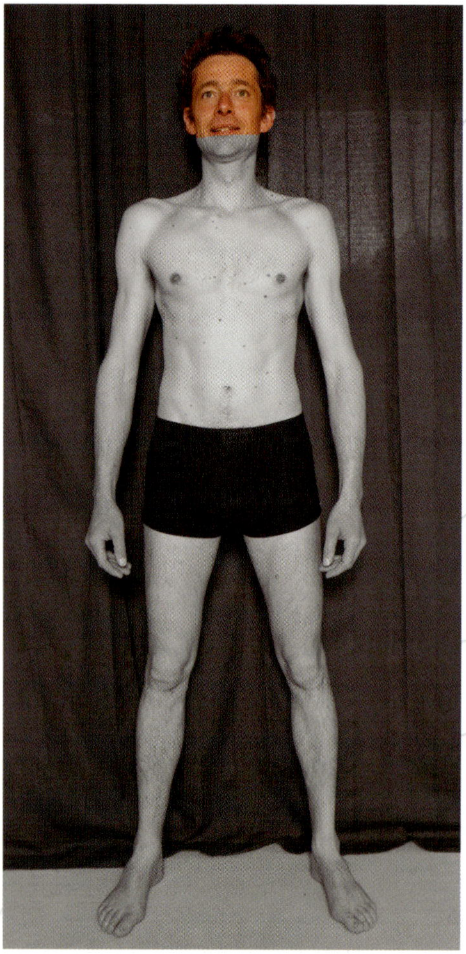

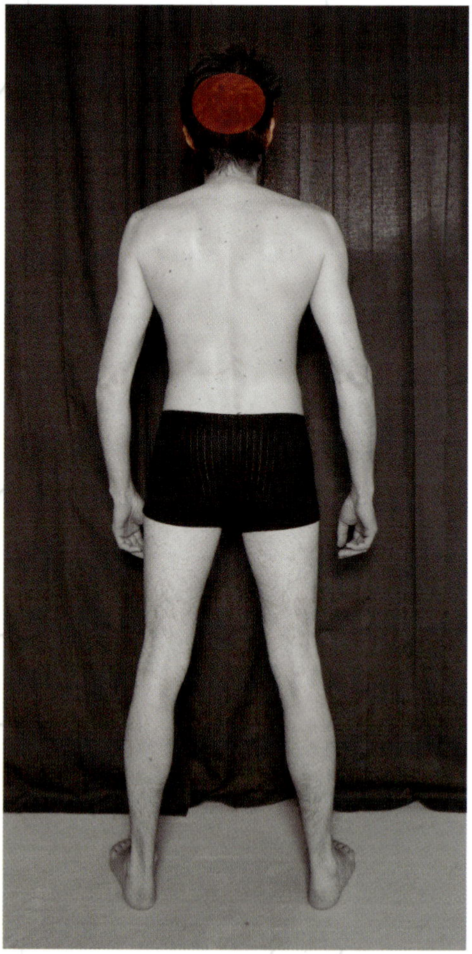

h. Travail du 7e étage : le ciel

> C'est le sommet de notre tête, le lotus aux mille pétales...

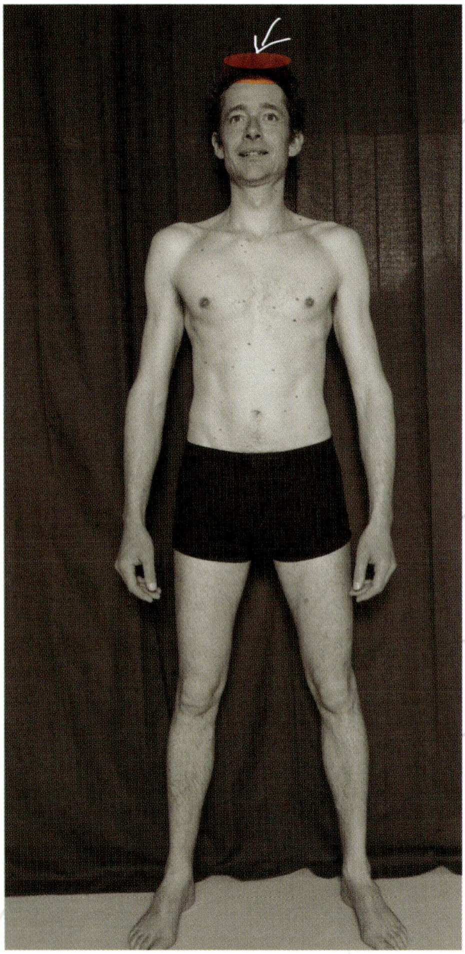

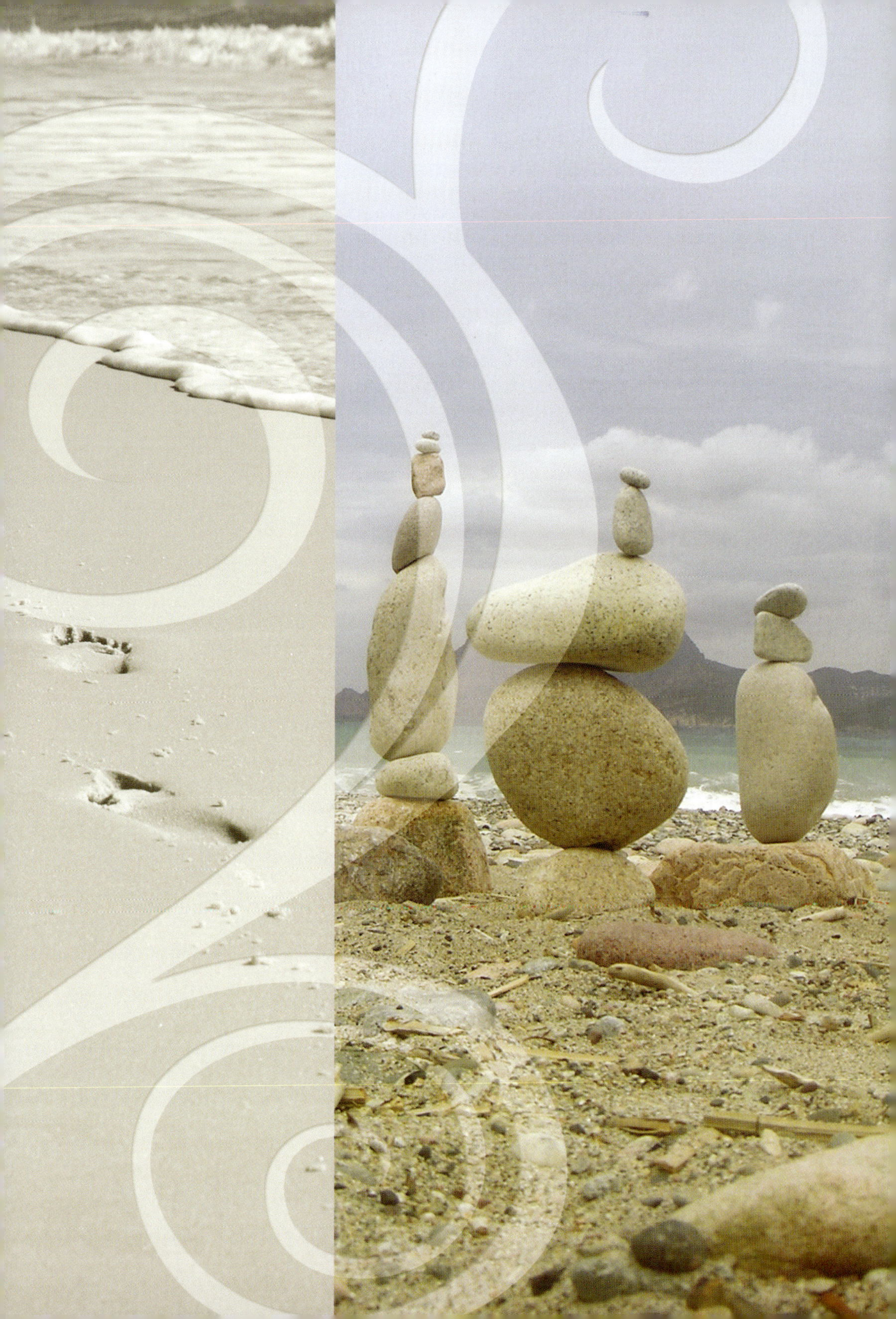

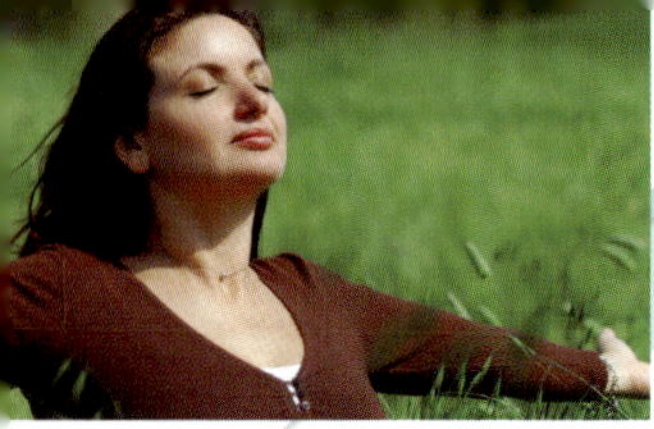

2.8. Libérer l'axe de respiration

C'est quelque chose de très important qui vous permet de vérifier vos choix en terme d'étages du corps durant la séance, d'harmoniser tous les étages entre eux, de procurer une grande sensation de libération et d'équilibre pour la personne. Cela fait profondément « du bien », et c'est aussi le moyen de faire « beaucoup » en peu de temps lorsque l'on ne peut masser que quelques minutes.

Lorsque vous réalisez uniquement cette étape-là, les personnes sont complètement surprises de se découvrir capable de « lâcher » aussi facilement et en peu de temps. Le praticien a la sensation d'être au cœur de ce qu'il y a de plus essentiel.

Cela nécessite que le praticien soit lui-même libre dans son propre souffle et qu'il maîtrise le fait d'accompagner par la parole et le geste la personne dans sa respiration. C'est un travail qui se fait à deux.

Lorsque nous réalisons cela avec les pierres, nous travaillons sur deux temps :

- le froid dans l'inspir
- le chaud dans l'expir

Mais avant de travailler cela avec des pierres, il faut le pratiquer avec aisance juste avec ses mains...

L'expir

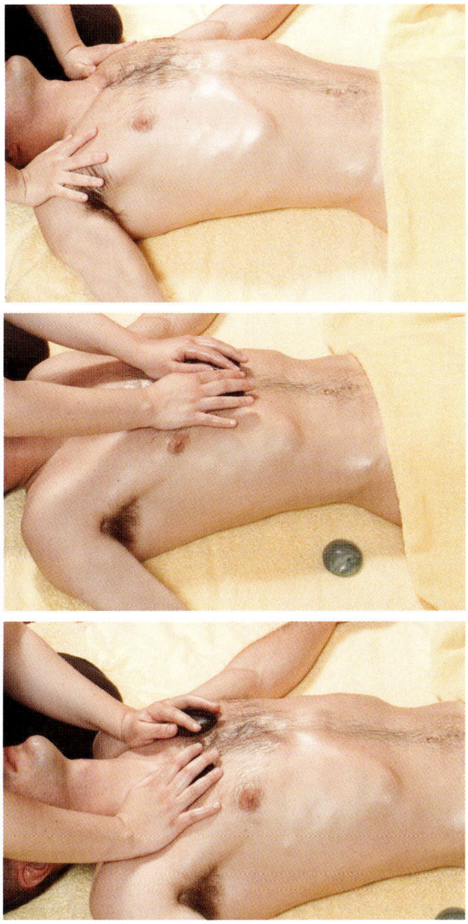

L'inspir

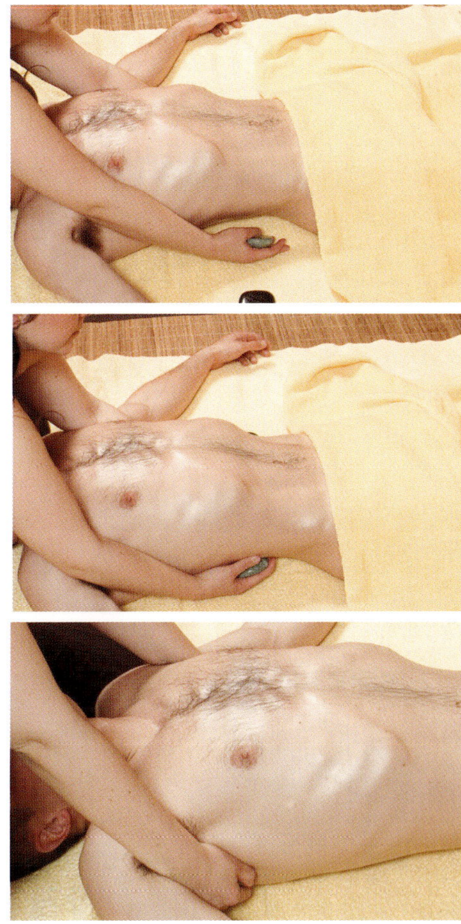

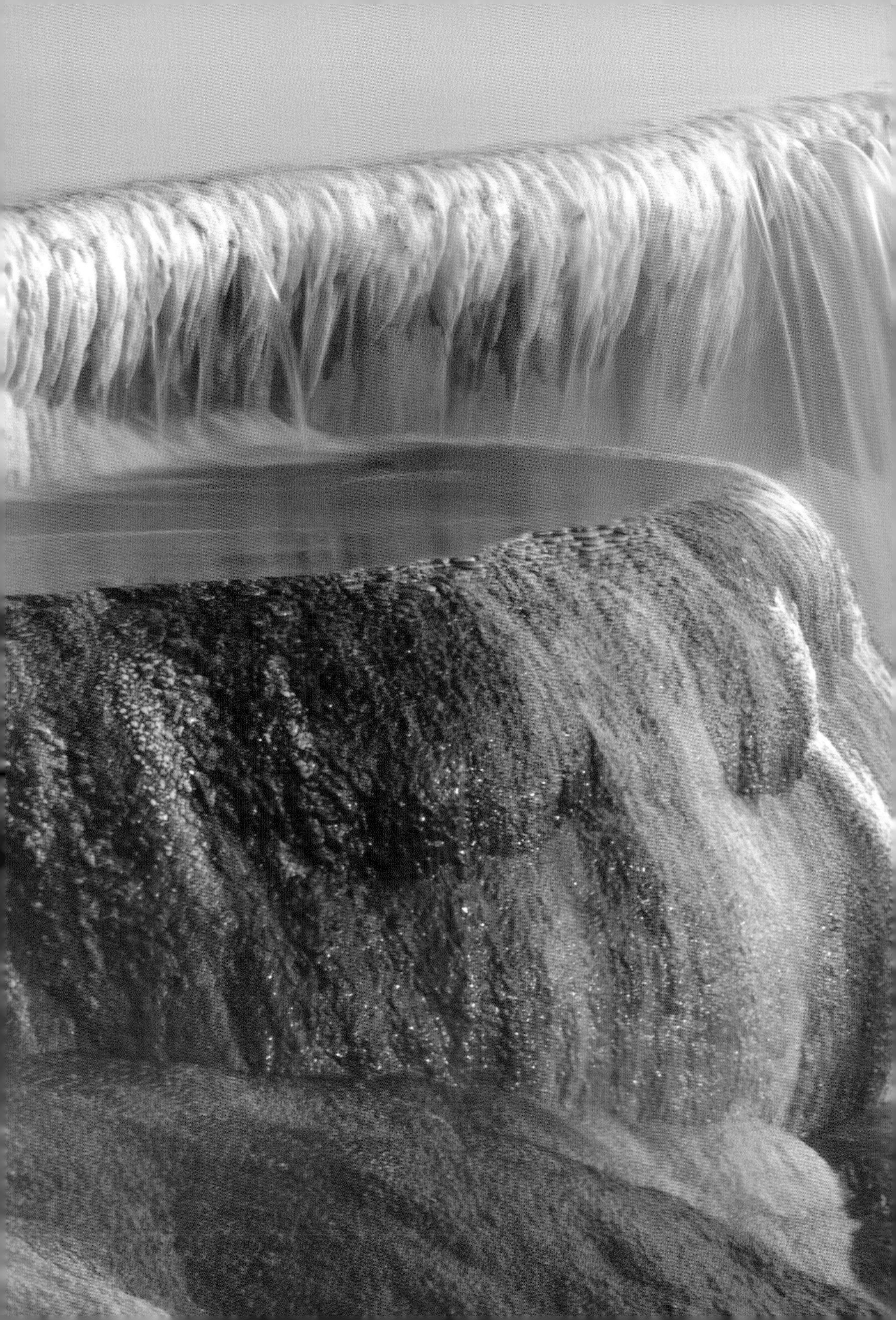

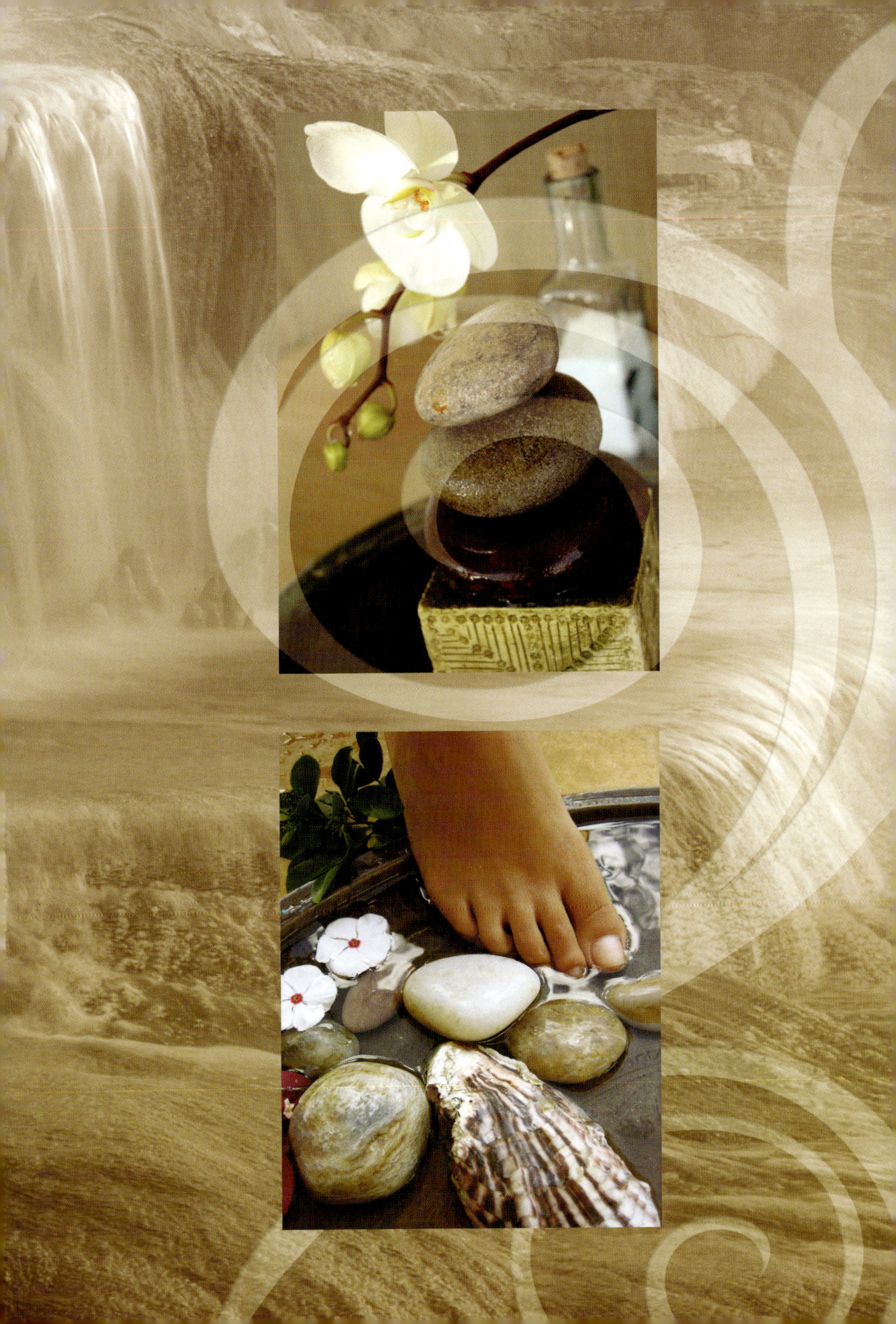

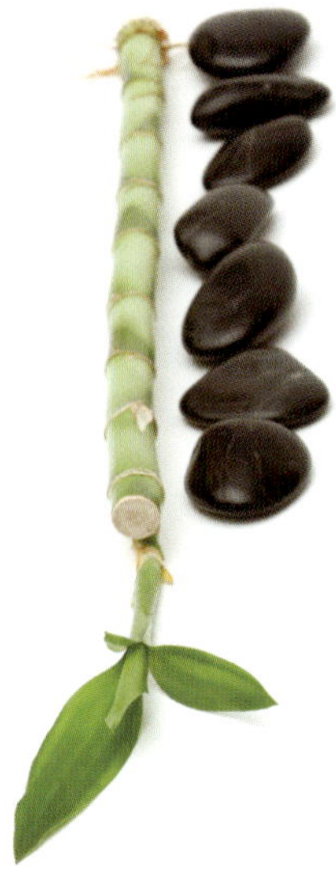

CHAPITRE 3

Outils complémentaires

ou ma part de spiritualité laïque

3.1. Boire de l'eau tout simplement... par Sylvie Lalanne – Naturopathe

Isabelle vous a expliqué les effets bénéfiques des mouvements des fluides dans le corps grâce à l'action du chaud et du froid.

En naturopathie, nous avons l'hydrologie, c'est-à-dire l'étude et l'utilisation des propriétés de l'eau sous différentes formes qui fait partie des 10 techniques utilisées par le thérapeute. Ces différentes techniques sont utilisées pour permettre au client de retrouver ou de maintenir un état de santé satisfaisant.

L'eau peut s'utiliser par voie externe, en application chaude, froide ou tiède : ce sont notamment les bains, la balnéothérapie, les cures thermales classiques, la thalassothérapie, le hammam, le sauna finlandais, les bains à remous, à bulles ou bouillonnants, par exemple.

L'eau peut également s'utiliser par voie interne comme facteur de santé grâce à son rôle essentiel dans l'équilibre hydrique de notre corps. Et pour ça, il faut boire de l'eau... tout simplement.

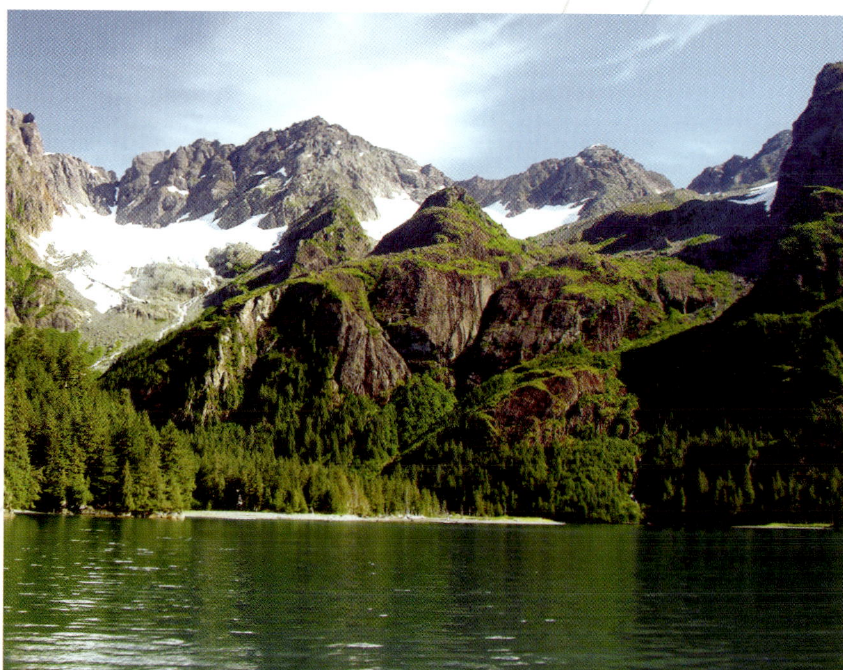

L'eau dans le corps humain

Notre corps est principalement constitué d'eau. Elle représente environ 70% du poids du corps d'un adulte. La proportion va de 85 % chez le nourrisson à 60 % chez la personne âgée.

La répartition de l'eau n'est pas uniforme dans l'organisme : le tissu adipeux contient 15 à 25 % d'eau contre 70 à 75 % dans les muscles. De plus, la teneur en eau de l'organisme diminue avec l'âge à cause de la diminution de la masse musculaire.

Le sang, lui est composé à 80 % d'eau et la lymphe à 95 %. Les os aussi en contiennent.

L'omniprésence de l'eau dans notre corps en fait donc un élément majeur.

Les fonctions de l'eau dans l'organisme

Les cellules du corps vivent dans un environnement appelé **milieu intérieur**. Elles s'y nourrissent d'oxygène et d'aliments, et se débarrassent des toxines, comme le gaz carbonique notamment, issues du fonctionnement du corps. Ce milieu est essentiellement constitué d'eau qu'on appelle **liquide extracellulaire. Avec la lymphe, ils entourent et baignent toutes les cellules.**

Il y a également de l'eau à **l'intérieur des cellules** dans laquelle se trouvent les organites nécessaires à leur vie et à l'accomplissement de leurs fonctions respectives : on l'appelle **le plasma intracellulaire.**

Le transport et les échanges qui permettent l'apport des nutriments et l'élimination des toxines vers les émonctoires, **se font grâce au réseau vasculaire,** qui est constitué des artères, veines et capillaires. Les capillaires sont des vaisseaux à paroi très fine, qui permettent les échanges nutritifs et gazeux entre le sang et les cellules. Nos cellules ont besoin de nutriments pour vivre, c'est-à-dire d'acides aminés, d'acides gras essentiels, d'oses (glucides), de vitamines, d'oligo-éléments et d'oxygène. Elles ont également besoin de se débarrasser de leurs déchets. **L'eau sert alors de véhicule.**

Schéma simplifié des échanges nutritifs et gazeux entre le sang et les cellules

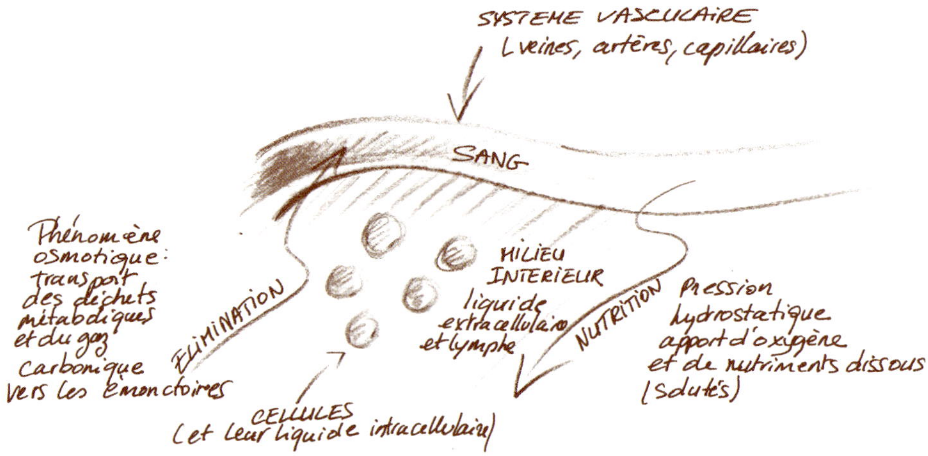

L'alternance chaud/froid des pierres permet de décupler la nutrition de tous les tissus, ainsi que leur nettoyage par une action drainante, en mobilisant les capillaires sanguins et lymphatiques. Cette alternance chaud/froid a également une incidence sur le système nerveux central en stimulant l'activité parasympathique (repos et régénération), donc en augmentant le nettoyage du corps et l'élimination des toxines.

Le manque d'eau dans le corps : origines et effets

Que se passe-t-il quand le corps manque d'eau ?

Quand le corps ne reçoit pas suffisamment d'eau de l'extérieur par la boisson et les aliments, il va aller en chercher là où il y en a pour assurer son fonctionnement. Il la prendra dans le liquide extracellulaire, et si les besoins en eau ne sont toujours pas comblés, il ira encore plus loin dans le liquide intracellulaire.

Le sang va s'épaissir et perdre du volume, d'où risque d'hypotension par perte de volume sanguin et d'hypertension réactionnelle par vasoconstriction « exagérée ». L'effet vasoconstricteur va augmenter la pression pour réussir à remplir les vaisseaux et faire circuler ce sang plus épais, qui circule alors plus lentement. Le sang va continuer à donner une partie de son eau de constitution aux émonctoires chargés de l'élimination des toxines : aux reins pour les urines (constituées à 95 % d'eau), à la peau pour la transpiration (constituée à 99 % d'eau), aux intestins également pour les selles (constituées à 80 % d'eau) et aux poumons pour l'air expiré.

Il en résultera notamment des problèmes de transport et d'échanges, donc d'approvisionnement en oxygène et en nutriments pour les cellules, ce qui engendrera des troubles des fonctions enzymatiques et une intoxication du milieu extracellulaire, des cellules et des émonctoires.

Le défaut d'approvisionnement des cellules en nutriments va engendrer des dysfonctionnements dans l'accomplissement des fonctions de chacune d'elles, car elles ne reçoivent pas le carburant nécessaire pour avancer. Elles fonctionnent donc au ralenti, d'où une **grande fatigue physique** pour la personne pouvant parfois aller jusqu'au **malaise**, à la perte de conscience, et avoir des répercussions éventuelles sur le psychisme.

De plus, n'oublions pas que l'eau transporte également les déchets des cellules vers les émonctoires : **un ralentissement des fonctions** entraînera aussi un **ralentissement des éliminations** et donc une **intoxication** du milieu intérieur. Et plus le milieu intérieur est encombré, moins les réactions enzymatiques se déroulent normalement, et plus le ralentissement est grand, plus l'intoxication grandit. Les éliminations continueront à se faire, mais moins bien et avec une quantité de liquide réduite : les urines deviennent plus concentrées, d'où risque d'**infection urinaire**, la sueur plus concentrée aussi avec risque d'irritation et d'inflammation de la peau, d'eczéma et autres **problèmes cutanés** (rougeurs, démangeaisons, etc.) et les selles sèches et dures avec **constipation**.

La déshydratation chronique aura également une incidence sur l'**équilibre acido-basique**, car les acides non éliminés vont augmenter l'acidose du corps, sur **le système digestif**, car le manque d'eau limitera la production d'enzymes digestives nécessaires pour le catabolisme des aliments. La digestion sera donc lente, laborieuse et parfois incomplète, d'où ballonnements, fermentations et transit ralenti, il y aura également une incidence sur **la respiration** car les muqueuses ont besoin d'humidité pour se protéger de l'air inspiré. Si les muqueuses sont sèches, elles seront plus sensibles, d'où risque d'irritation.

Enfin, la déshydration peut avoir une incidence sur l'**excès de poids**, car il existe souvent une confusion entre la sensation de faim et la sensation de soif. Si une personne ne perçoit pas correctement le besoin qu'a son corps de s'hydrater et qu'elle s'alimente au lieu de boire, alors le corps ne recevra pas toutes la quantité d'eau dont il a besoin. De plus, la digestion de ces nutriments engendrera une nouvelle mobilisation d'eau, pour la production de sucs digestifs notamment, ainsi que pour assurer le transit. Cela renforce encore le besoin en eau.

Boire et s'hydrater

L'eau est essentiellement absorbée pour 90 % environ au niveau de l'intestin grêle pour se retrouver dans le sang.

Le renouvellement des liquides de l'organisme se fait en 2 à 3 semaines.

Boire et s'hydrater est essentiel pour compenser **les pertes quotidiennes en eau**. Nous éliminons chaque jour environ 2,5 litres par la **transpiration**, la **respiration**, les **urines** et les **selles**. Parfois plus dans les cas de diarrhée, de diabète, d'insuffisance rénale ou de sudation importante quand la température est élevée ou lors d'un effort physique par exemple.

Les besoins varient d'une personne à l'autre en fonction **de l'activité, l'âge, la morphologie, l'alimentation et l'environnement**. De plus, la **qualité de notre alimentation** détermine également nos besoins en eau : une alimentation trop riche, trop sucrée, trop salée va entraîner un besoin accru d'eau pour la production de sucs digestifs plus abondants et l'élimination des toxines générées. De même pour **la consommation d'alcool** : en effet, l'alcool est déshydratant, car il nécessite d'être dilué et il limite l'assimilation des liquides en desséchant les muqueuses. Enfin, nos besoins en eau sont également fonction de notre consommation de **sodas et autres boissons sucrées**, qui sont peu hydratantes, et de la qualité de l'air de notre environnement (climatisation et chauffage excessif par exemple).

Quand le corps a eu une perte d'eau équivalente à 10 % de son poids, il y a déshydratation. La mort survient à 20 % de perte.

Nos besoins en eau tout au long de la journée sont estimés à environ **2,5 litres par jour** afin de compenser les pertes. L'hydratation se fera par les **boissons, pour environ 1,5 litre**, de préférence en dehors des repas pour ne pas trop contrarier la digestion. Elle se fera également par **l'alimentation, pour environ 1 litre**, principalement grâce à la teneur en eau des végétaux. Il est vraiment nécessaire de consommer des légumes à TOUS LES REPAS. La consommation en eau de boisson sera augmentée en cas de petit appétit.

L'envie de boire et la sensation de soif nous indiquent que notre corps a besoin d'eau. Cette sensation s'atténue cependant avec l'âge ou par habitude, quand le besoin de boire n'est pas satisfait. **D'où la nécessité de boire régulièrement, avant que la sensation ne se fasse ressentir**. La perte de la sensation de soif est rare chez les enfants, assez répandue chez les adultes et fréquente chez les personnes âgées. La perte de sensation de soif peut également être due à la confusion entre soif et faim, sauf que manger ne réhydrate pas autant que boire et apporte en plus des nutriments et des calories dont l'organisme n'a peut-être pas besoin immédiatement, d'où risque également de prise de poids.

Boire de l'eau ... tout simplement. Nous avons trois types d'eau :

> l'eau d'adduction : c'est l'eau du robinet

> l'eau de source vendue en bouteille

> et l'eau minérale vendue aussi en bouteille et utilisée dans le cadre de cures

L'eau de boisson idéale doit être faiblement minéralisée, c'est-à-dire contenir entre 20 et 120 mg/litre de minéraux. On lira sur les étiquettes : « minéralisation totale en mg/l » ou « résidu sec à 180° en mg/l » avec une résistivité supérieure à 2 000 ohms, pour pouvoir drainer les toxines vers les émonctoires. Une eau fortement minéralisée a un pouvoir moindre d'élimination des déchets métaboliques. L'eau idéale doit être sensiblement acide (pH entre 6 et 7) et réduite (rH2 inférieur à 28). Toutes ces mesures sont généralement indiquées sur les étiquettes des bouteilles.

Les eaux dites minérales sont intéressantes pour leurs apports en minéraux quand elles sont consommées à la source, en cure par exemple.

Malheureusement, toutes les manipulations liées aux besoins de la commercialisation rendent une grande partie des minéraux inertes. Les minéraux assimilables par l'organisme seront alors apportés par une alimentation variée et équilibrée.

L'eau d'adduction est rendue potable par différents traitements qui vont éliminer les germes et bactéries pathogènes. Le problème est qu'il reste des traces du traitement de l'eau, du chlore par exemple, qui se retrouvent dans l'eau au stade final. Cette eau sera en plus chargée par des particules de métaux lourds comme plomb et mercure dues aux canalisations anciennes et par des pesticides et des nitrates.

C'est l'OMS (Organisation Mondiale de la Santé) qui fixe les lignes directrices de sécurité en ce qui concerne la qualité de l'eau potable. Sont pris en compte les substances, les composés organiques, les pesticides et désinfectants. La salubrité de l'eau d'adduction et des eaux de source est définie par des concentrations maximales admissibles et par une soixantaine de paramètres organoleptiques (couleur, odeur, saveur, etc.), physicochimiques (température, pH, concentration en substances désirables, indésirables, toxiques, etc.) et microbiologiques (coliformes, streptocoques, staphylocoques, etc.).

Une eau du robinet déclarée « bonne » signifie qu'elle est sans germes dangereux (donc potable) et qu'elle ne dépasse pas les seuils légaux de produits toxiques. Cela ne veut pas dire pour autant qu'elle est bonne pour la santé, notamment à cause des résidus des traitements subis par l'eau ou par la présence de substances toxiques qui, même si elles n'atteignent pas les seuils légaux, n'en sont pas moins dangereuses pour la santé.

Boire :

- › de l'eau en bouteille faiblement minéralisée ou utiliser des carafes à filtres à charbon actif (inconvénient : changer le filtre régulièrement sinon il relâche des particules filtrées) ou un système d'osmose inverse (efficace, mais onéreux).
- › des infusions, décoctions. Attention aux plantes diurétiques qui font éliminer plus d'eau qu'elles n'en apportent. À consommer ponctuellement et de préférence sans sucre.
- › de purs jus de fruits et de légumes sans sucre ajouté, coupés d'eau car très concentrés.

Éviter les boissons peu hydratantes :

- › café, thé noir, cacao : acidifiants et riches en alcaloïdes. Le corps profite finalement assez peu de l'eau apportée par ces boissons, car elle sera surtout utilisée pour éliminer les acides générés par les reins et la peau.
- › sodas : effet déshydratant, car le besoin d'eau est accru pour compenser l'apport important de sucre.
- › alcool : dessèchement des muqueuses.

Les aliments les plus riches en eau sont les légumes. Le mode de préparation aura bien sûr une influence sur cette teneur en eau. Privilégier la cuisson vapeur, à l'étouffée ou au wok.

Les fruits sont également assez riches en eau, et ils sont à consommer en dehors des repas (ou juste avant).

L'eau est vitale pour notre santé pour maintenir l'équilibre hydrique de notre corps, pour les nutriments nécessaires à la vie qu'elle apporte à nos cellules et pour son action d'élimination des toxines qu'elle emporte vers les émonctoires. Choisir de boire une bonne eau est également important et une bonne base pour la santé. C'est un soin que nous pouvons apporter quotidiennement à notre organisme. Il est important de boire suffisamment pour éviter les effets de la déshydratation et le vieillissement prématuré de notre organisme.

Pour ceux qui souhaitent aller plus loin sur la valeur vibratoire de l'eau, je les encourage à se référer aux ouvrages de Marcel VIOLET, qui a fait un travail important sur l'eau « vitale », et du Professeur Jacques BENVENISTE, qui a travaillé sur la mémoire de l'eau.

Alors, quand Isabelle vous dit que le massage aux pierres chaudes et froides permet de « changer l'eau de l'aquarium », pensez aussi à boire de l'eau ...tout simplement.

À votre santé !

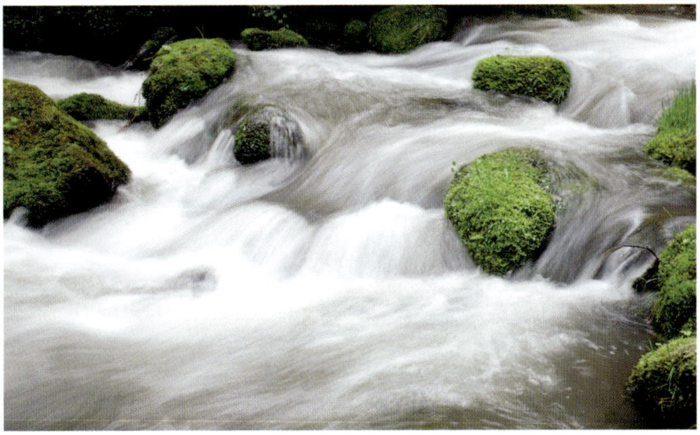

J'ai demandé à Sylvie de vous détailler le fonctionnement de l'eau dans notre organisme et plus particulièrement nos besoins en eau, car le fait de boire durant une séance de massage aux pierres chaudes est fondamental. Ne pas donner à boire à votre client, c'est un peu comme si vous vouliez lancer une machine à laver, mais juste avec la poudre ! Nous l'avons vu dans les bienfaits du massage, ces séances sont merveilleusement drainantes et détoxifiantes, d'où l'importance de laver au sens propre du terme les fluides corporels. Si, par l'action du toucher et du jeu des températures, vous renvoyez dans le système d'épuration du corps toutes les toxines et cristaux jusqu'alors cachés et stockés dans les greniers du corps (interstices des articulations, tendons, extrémités des membres, orteils...), il faut donner à l'organisme les moyens d'aller au bout de l'élimination de tous ces déchets, sinon c'est encore plus lourd à gérer pour le métabolisme.

Pensez donc à proposer un verre d'eau en début et fin de séance, en ayant toujours une carafe d'eau à disposition. L'eau tiède d'un Massala étant pour moi l'idéal, et sans sucre c'est encore mieux. Mais chacun fera comme bon lui semble...

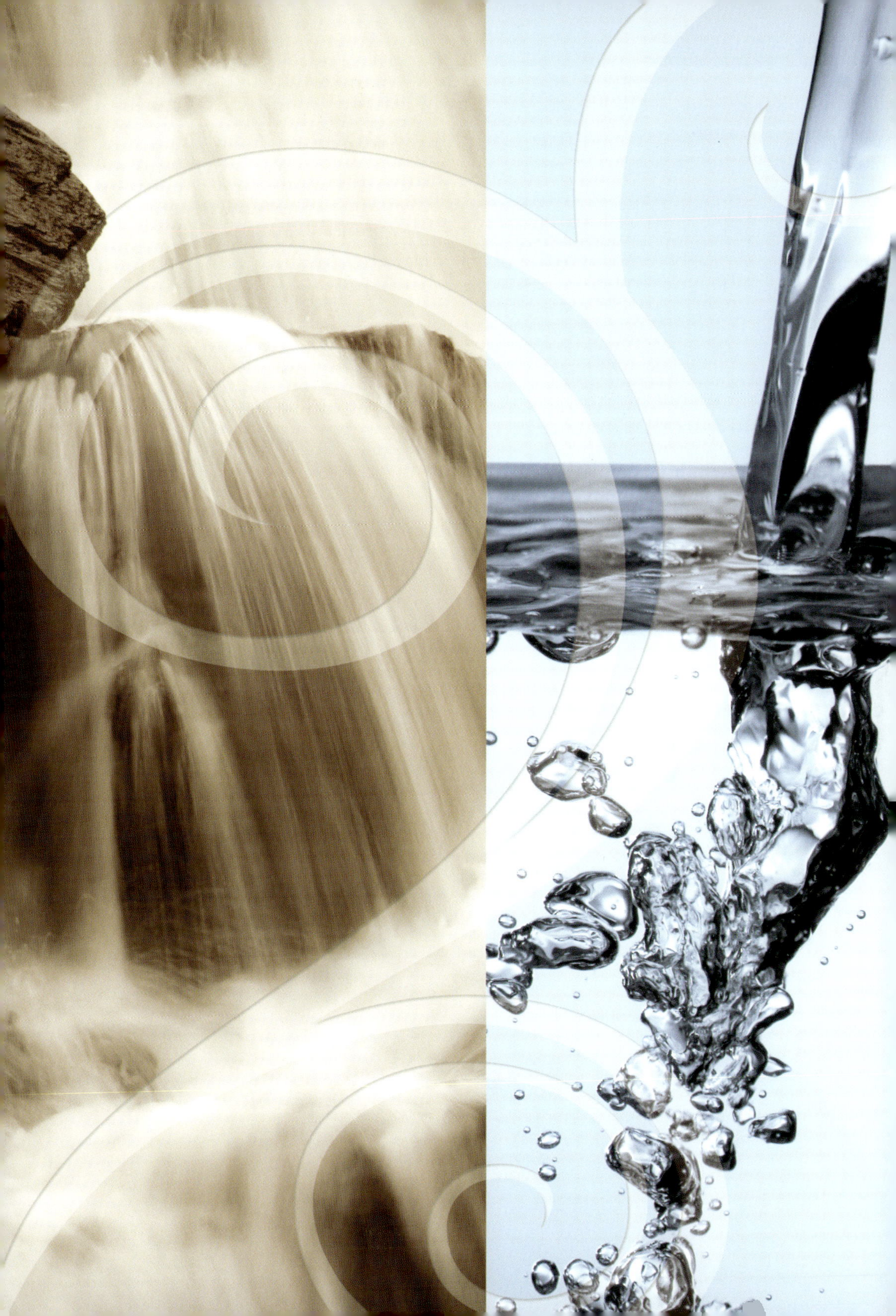

3.2. La lithothérapie par Eric Chifflet – Lithothérapeute

Nous retrouvons des témoignages de l'utilisation des gemmes ou pierres semi-précieuses dès les plus anciens textes de médecines traditionnelles. À mi-chemin entre spiritualité et rationalité, la lithothérapie tend à devenir de nos jours de plus en plus scientifique.

Préhistoire et Antiquité relatent cette expérimentation, et dans environ 45 % des fabrications pharmaceutiques actuelles, nous retrouvons les éléments minéraux.

La lithothérapie, qui vient du grec *lithos* (pierres) et thérapie (soins), revient en force en occident depuis les années 60, alors que son utilisation, dans l'arsenal thérapeutique oriental, n'a jamais été interrompue.

Seule l'efficacité des oligo-éléments contenus dans ces pierres en doses infinitésimales a été prouvée scientifiquement ; il s'agit la plupart du temps de métaux (fer, cuivre, silicium, calcium, potassium, lithium, manganèse...)

Nous pouvons traiter différents maux (migraine, dépression, affection cutanée, douleurs...), mais ce n'est pas le propos de ce livre.

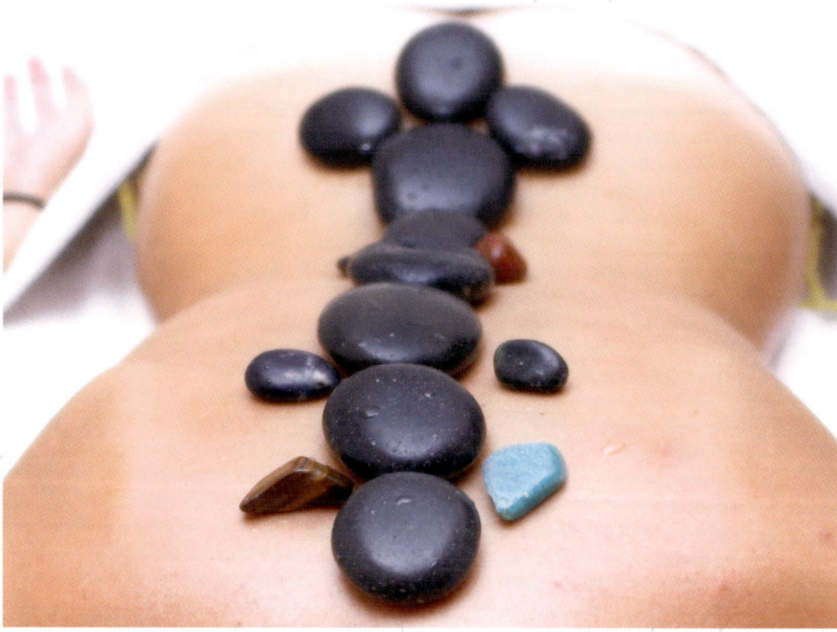

a. Présentation de quelques minéraux et leurs propriétés

Tourmaline noire

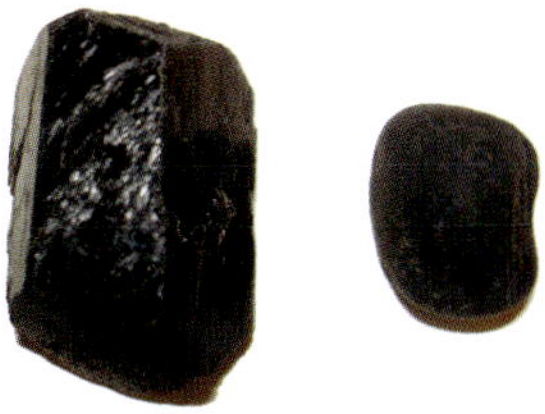

Excellente pierre d'ancrage pour la méditation, elle active la circulation du sang et renforce les muscles. Utile pour se protéger des énergies négatives de l'entourage et importante pour l'habitat (protection contre le rayonnement électromagnétique). Elle peut se porter en permanence dans la poche d'un pantalon, pour les personnes ayant « la tête dans les nuages ».

› Composition chimique principale : mélange de silicate complexe de bore, sodium, aluminium, fer, magnésium, calcium.

Jaspe rouge

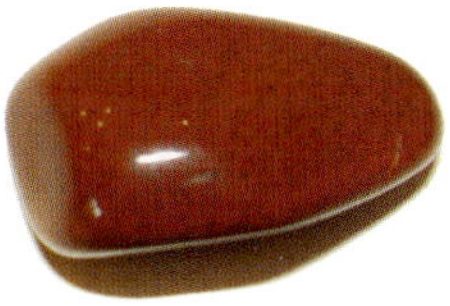

Très bonne pierre d'ancrage à la matière, bonne pour tout le système circulatoire.

› Composition chimique principale : silicium.

Cornaline

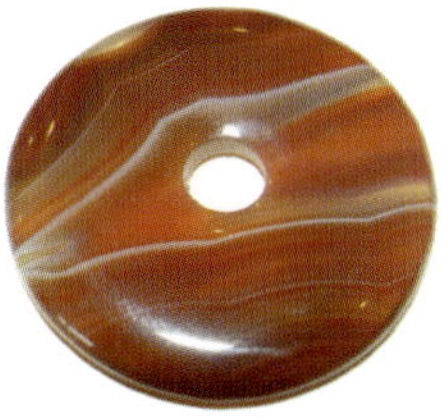

Classée dans les pierres orange, sa couleur va du rose clair au rouge brun, pierre de la féminité, de la fécondation, aide à la procréation, excellente pour les organes de reproduction. Utile dans une chambre pour une bonne harmonie sexuelle du couple, apaise les personnes nerveuses.

› Composition chimique principale : silicium, oxyde de fer.

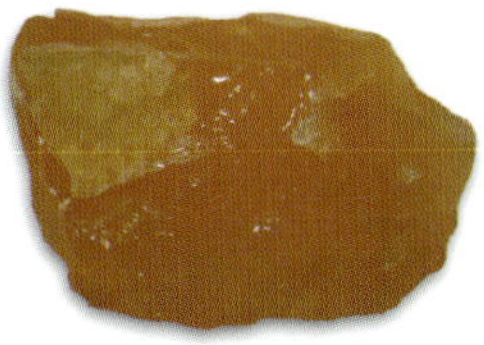

Calcite orange

Très bonne pour la stimulation de l'énergie sexuelle (dénoue les blocages), sa couleur est très vive, chaude.

› Composition chimique principale : carbonate de calcium.

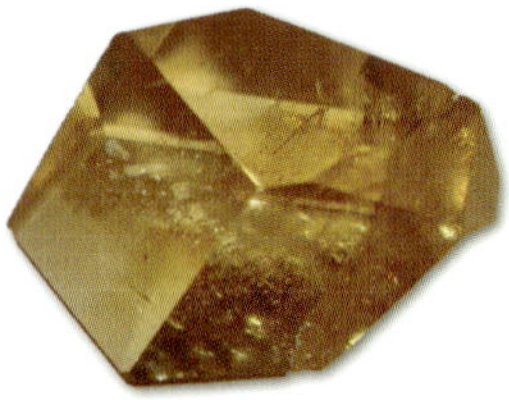

Citrine

Pierre de la joie de vivre, excellente pour les chambres de malade, redonne de l'énergie et régule la digestion, très bonne aussi pour le foie.

> Composition chimique principale : Oxyde de silicium et de fer.

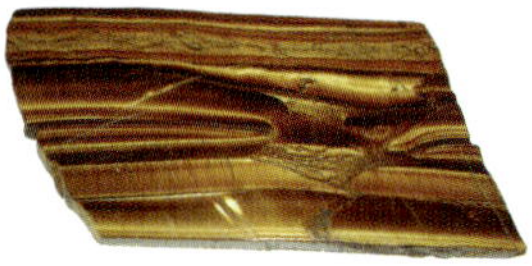

Œil-de-tigre

Pierre de la confiance en soi, protège du mauvais œil, bonne pour tout le système digestif en général et aide à lutter contre les infections bactériennes.

> Composition chimique principale : oxyde de silicium, fer et sodium.

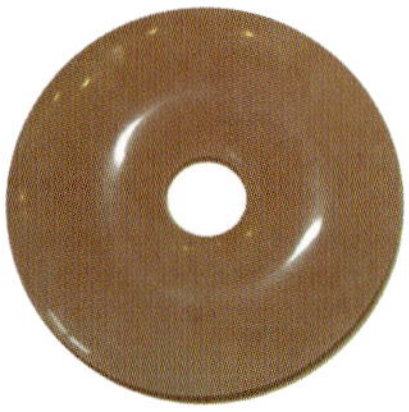

Quartz rose

Pierre des enfants, apporte douceur, paix intérieure, calme et spiritualité. Bénéfique en cas de blessures affectives et peines de cœur. Excellente pour l'insomnie, posée sur la table de nuit (associée à une améthyste, sous l'oreiller).

> Composition chimique principale : oxyde de silicium et de manganèse.

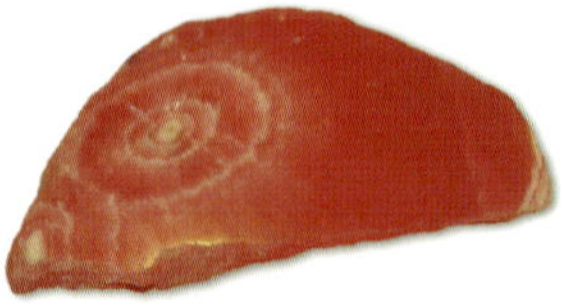

Rhodocrosite

Pierre antistress, aide à cicatriser les problèmes émotionnels, très bonne pour le cœur.

> Composition chimique principale : manganèse.

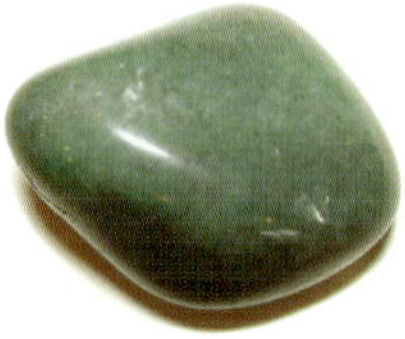

Aventurine

Calme le stress émotionnel, apaise les personnes coléreuses, excellente pour tout problème de peau (allergies, eczéma, psoriasis).

> Composition chimique principale : oxyde de silicium.

Jade

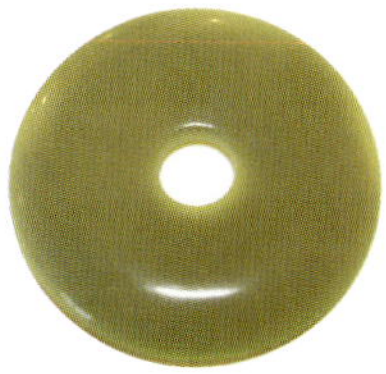

Pierre de la chance et de la prospérité pour les Chinois, sa couleur va du vert très clair à très foncé, bonne pour le cœur et les muscles, apporte un message subtil.
> Composition chimique principale : sodium, aluminium et oxyde de silicium.

Calcédoine

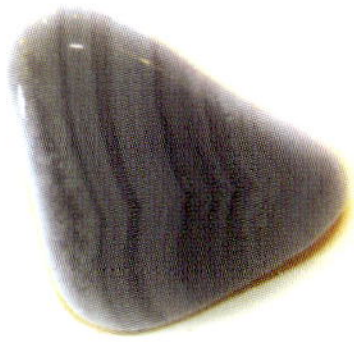

Pierre de la communication, du conférencier, aide à prendre la parole en public et est excellente pour tous les problèmes de gorge (enrouement, chat dans la gorge et bégaiement).
> Composition chimique principale : oxyde de silicium.

Turquoise

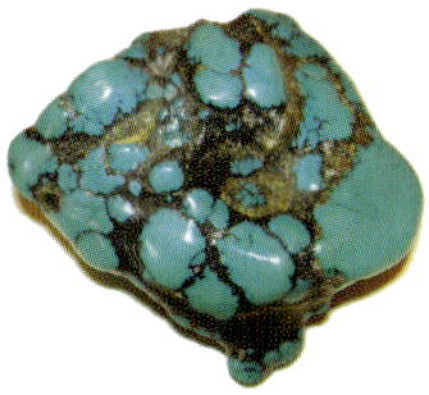

Pierre du pilote, grande protection pour tous les conducteurs de voitures, motos, vélos, etc. Très bonne pierre pour les affections de la gorge. Très utilisée au Tibet et par les Indiens d'Amérique. Si elle change de couleur en devenant plus claire, c'est qu'elle vous prévient d'un danger (accident, maladie).
> Composition chimique principale : cuivre, aluminium.

Sodalite

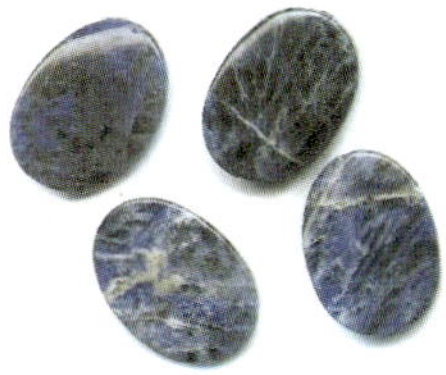

Fortifie la thyroïde (posée sur la gorge) et agit contre l'hypertension, mais surtout c'est une très bonne pierre pour développer l'intuition et amplifier le sens logique (sur le 3e œil).
> Composition chimique principale : silicate d'aluminium et de sodium avec chlore.

Lapis-lazuli

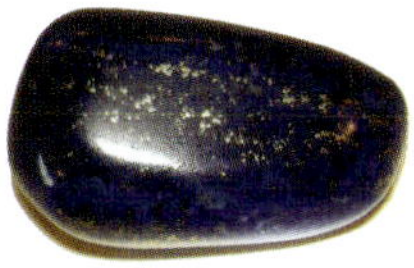

C'est la superstar des pierres sacrées, pierre de la méditation et de la contemplation, par excellence pour le 3e œil.
> Composition chimique principale : silicate soufré d'aluminium et de sodium.

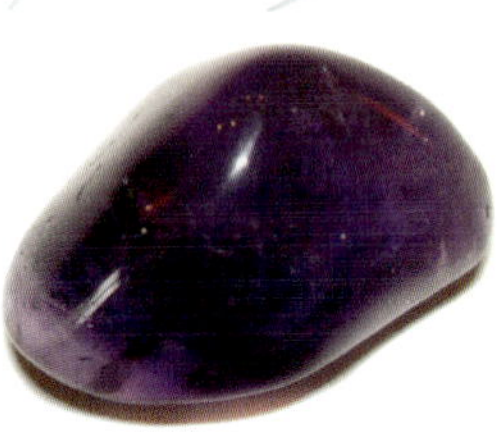

Améthyste

Pierre de la sagesse, de la tempérance, de l'humilité et des druides. Elle favorise l'élévation spirituelle, la concentration et la méditation ; elle stimule l'imagination, la créativité, la clarté de l'esprit et la sérénité. Excellente contre l'insomnie (posée sous l'oreiller, en association avec un quartz rose sur la table de nuit).

> Composition chimique principale : oxyde de silicium, fer et manganèse.

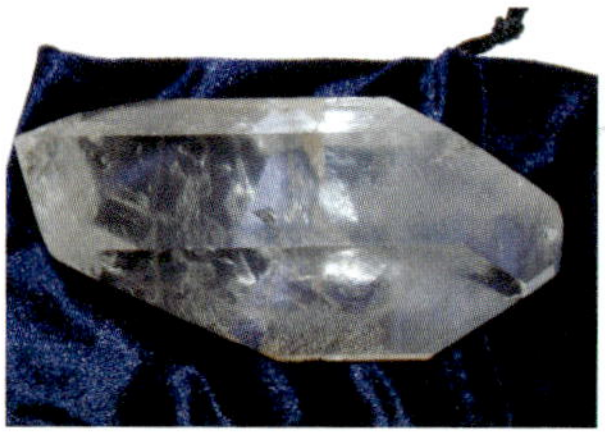

Cristal de roche

C'est un amplificateur puissant qui peut être associé à toutes les pierres ou les remplacer en le programmant. Nous pourrions écrire un livre complet sur cette pierre, mais beaucoup l'ont déjà fait.

> Composition chimique principale : oxyde de silicium.

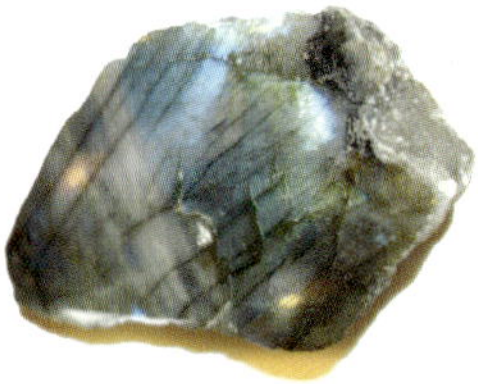

Labradorite

Pierre du guérisseur, toutes les personnes en contact avec les autres (thérapeutes, médecins, infirmières, assistantes sociales...) devraient en porter une, ou en avoir une sur son bureau. C'est une pierre qui absorbe les énergies négatives, elle agit comme une éponge et nécessite donc un entretien régulier.

> Composition chimique principale : oxyde de sodium et de calcium.

b. Utilisation en massage ou en réflexologie

Pour masser les différentes parties du corps, ou pour stimuler les zones réflexes (pieds ou mains), ou encore pour travailler sur les méridiens (médecine chinoise), nous utilisons un "wand" en pierre. La plupart du temps, ce "wand" est arrondi d'un côté et pointu de l'autre ; le bout arrondi remplace le doigt et serre à masser le corps, à suivre les différents méridiens (pour celui qui les connaît) ou encore à stimuler les zones réflexes des pieds et des mains. Il faut travailler en légères rotations sur toutes les zones, en tenant le "wand" comme un stylo.

Le côté pointu a une utilisation plus professionnelle, car il sert à débloquer les points réflexes en appuyant dessus, ou à remplacer l'aiguille en médecine chinoise.

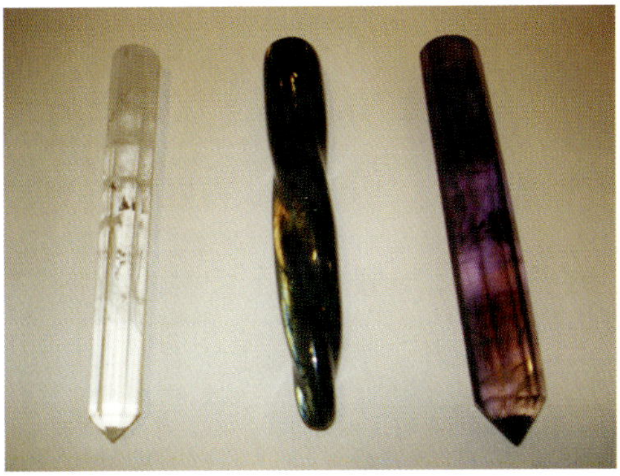

c. Utilisation après le massage

Nous allons vous parler de l'utilisation des minéraux pour faire (ou pour parfaire) un équilibrage énergétique des différents corps subtils, après avoir effectué un massage.

Le corps humain compte 7 chakras principaux (médecine ayurvédique en Inde), mais en tant qu'Occidentaux, nous les appelons aussi étages.

Le plus important à retenir, c'est que chaque étage/chakra correspond à une couleur, que l'on doit poser une pierre sur chaque étage. Il est donc nécessaire d'avoir en sa possession un minimum de 7 minéraux.

1er Étage rouge/noir
(chakra racine, de base ou *muladhara* en sanscrit)

Il se situe exactement au centre du périnée, donc lorsque la personne est allongée sur le dos, on posera une pierre (tourmaline noire ou jaspe rouge) sur la table de massage entre les jambes.

2e Étage orange
(chakra sacré/sexuel ou *svadhistana* en sanscrit)

Il se situe entre le pubis et le nombril, certains disent deux doigts au-dessus du pubis, d'autres deux doigts en dessous du nombril, donc on disposera une pierre (cornaline ou calcite orange) exactement au milieu, à même la peau pour plus d'efficacité.

3e Étage jaune
(chakra plexus solaire ou *manipura* en sanscrit)

Il se situe entre le nombril et le sternum, certains disent deux doigts au-dessus du nombril, d'autres deux doigts en dessous du sternum, donc on déposera une pierre (citrine ou œil-de-tigre) exactement au milieu, à même la peau pour plus d'efficacité.

4e Étage rose/vert
(chakra cardiaque ou *anahata* en sanscrit)

Il se situe exactement au centre de la poitrine entre les deux aréoles, donc on placera une pierre (quartz rose ou aventurine) à même la peau pour plus d'efficacité.

5e Étage bleu ciel
(chakra de la gorge ou *vishuddha* en sanscrit)

Il se situe exactement dans le creux de la gorge, donc on posera une pierre (calcédoine ou turquoise) à même la peau pour plus d'efficacité.

6e Étage bleu indigo
(chakra du 3e œil ou *ajna* en sanscrit)

Il se situe exactement sur le front, entre les deux sourcils, mais un petit peu au-dessus, donc on placera une pierre (sodalite ou lapis-lazuli) à même la peau pour plus d'efficacité.

7e Étage violet
(chakra coronal ou *sahasrara* en sanscrit)

Il se situe exactement sur le sommet du crâne, au milieu, à l'opposé du 1er étage, donc on posera une pierre (améthyste ou fluorite violette) sur la table de massage, le plus près possible de la tête.

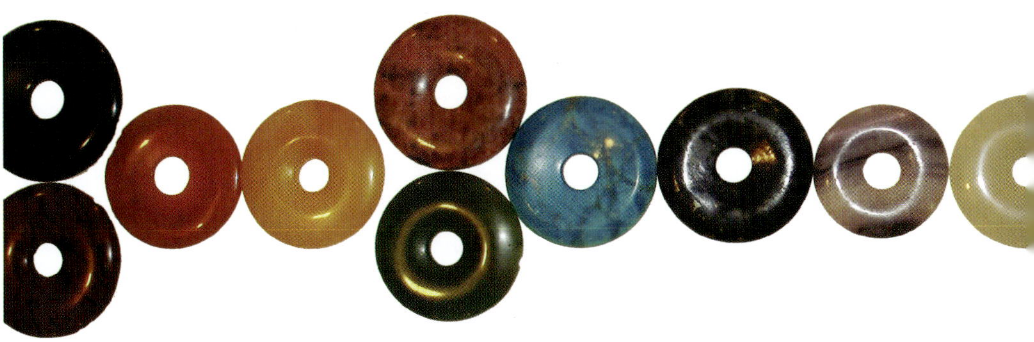

d. Entretien et nettoyage des cristaux

Il existe différentes façons d'entretenir ses minéraux, et il est important de le faire régulièrement. Si des pierres ont été posées sur une personne, il faut les nettoyer avant de les poser sur une autre personne, exactement comme nous le faisons avec nos mains entre deux massages.

La manière la plus simple de les nettoyer est de les passer sous l'eau, en pensant ou en visualisant la charge négative partant avec l'eau. Si vous venez d'acheter ces minéraux ou si vous les possédez depuis longtemps et que vous ne les avez jamais nettoyés, il est conseillé de les faire tremper dans un bol d'eau pendant toute une nuit, avec une pincée de gros sel, puis de les essuyer.

La fumigation avec de l'encens est aussi un procédé efficace pour un entretien courant : pour cela, il faut passer les pierres dans la fumée de l'encens (en grains de préférence, benjoin, pontifical...) en visualisant la charge négative partant avec la fumée.

Si vous possédez un bol tibétain, une géode d'améthyste ou un amas cristallin, vous pouvez poser les minéraux à l'intérieur ou dessus pendant toute une nuit.

On peut aussi entretenir ces outils de travail pour le magnétisme, le reiki, le souffle, l'intention...

Pour recharger une pierre, on peut l'exposer au soleil levant (jusqu'à midi). Pour les pierres lunaires, on peut procéder à une exposition une nuit en lune montante (jamais à la pleine lune).

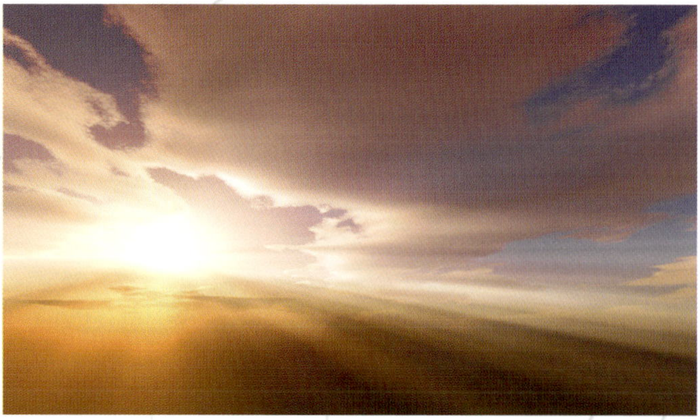

Conclusion

J'espère que ce petit aperçu sur les minéraux vous donnera envie de mieux les connaître et les expérimenter dans les différents massages que vous pratiquez déjà ou que vous allez apprendre.

Il existe aujourd'hui un nombre important de bons livres sur la lithothérapie, nous vous en conseillons la lecture afin de perfectionner votre savoir et votre culture, tout en sachant que rien ne remplace l'expérimentation.

Retenez bien : un étage/chakra = une couleur, donc une multitude de pierres à utiliser.

Bon apprentissage, bonne pratique et, surtout, n'oubliez pas d'écouter votre intuition en utilisant les minéraux.

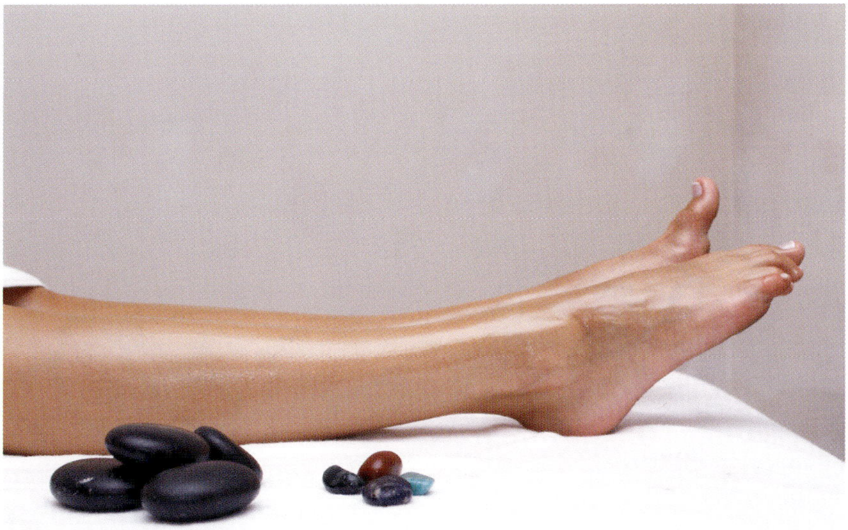

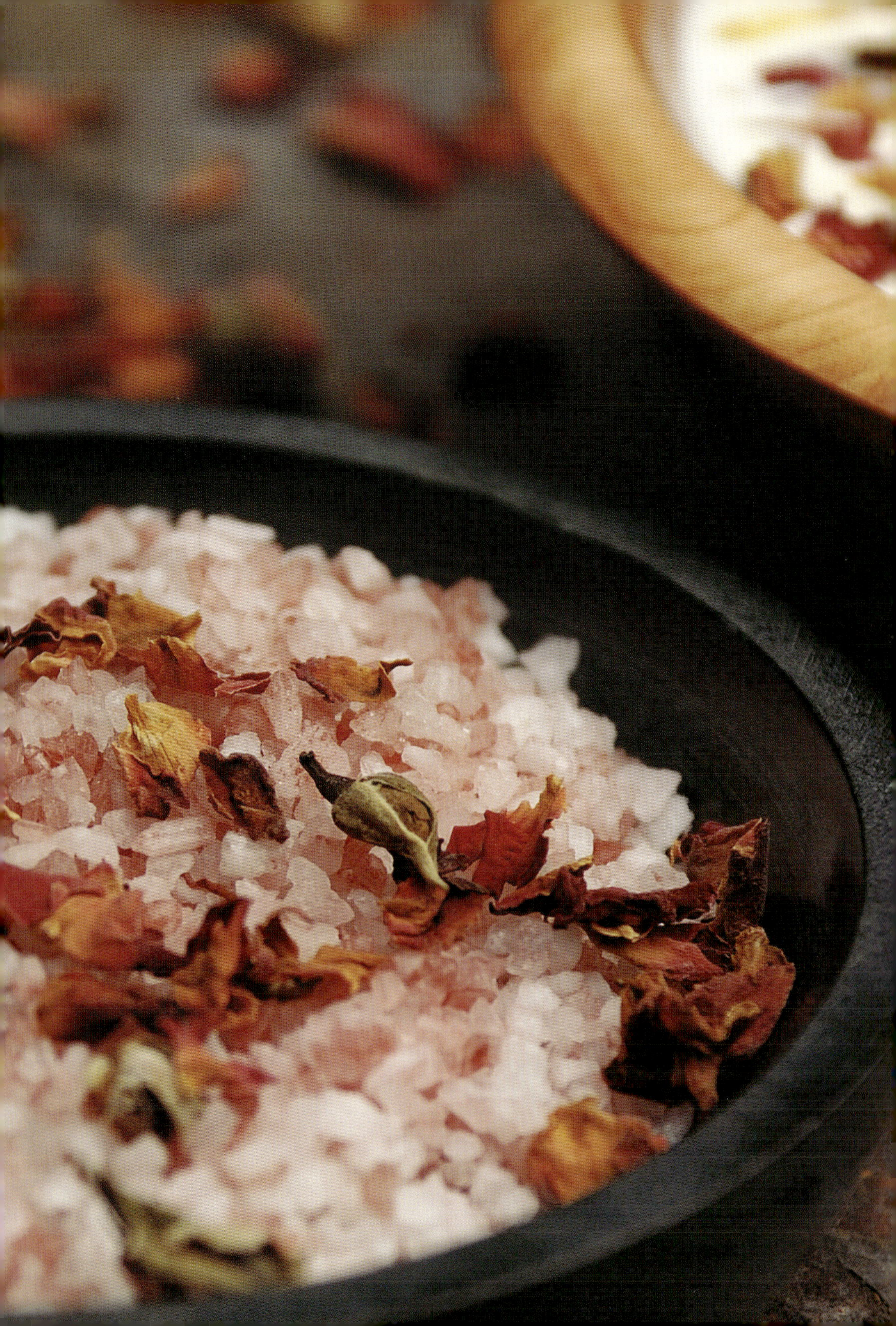

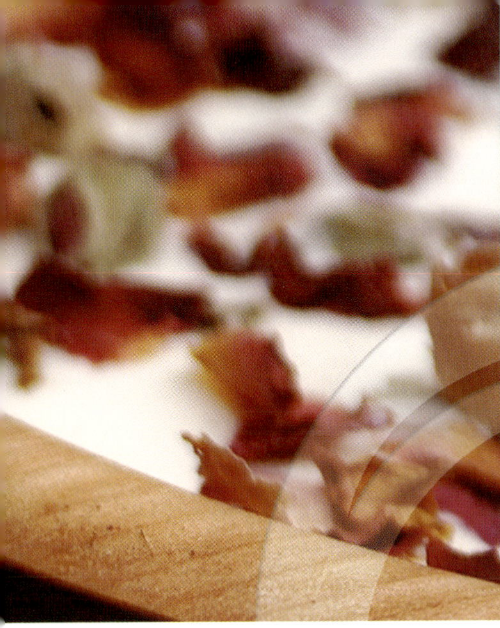
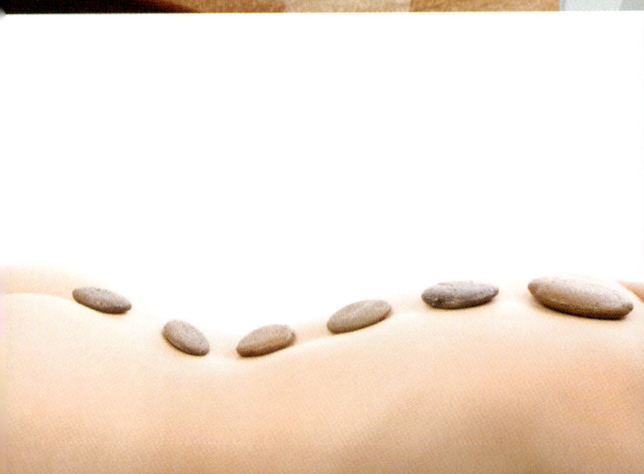
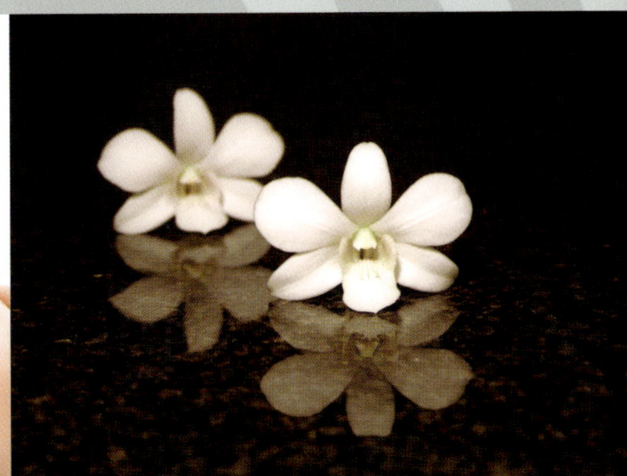

3.3. Vos propres outils

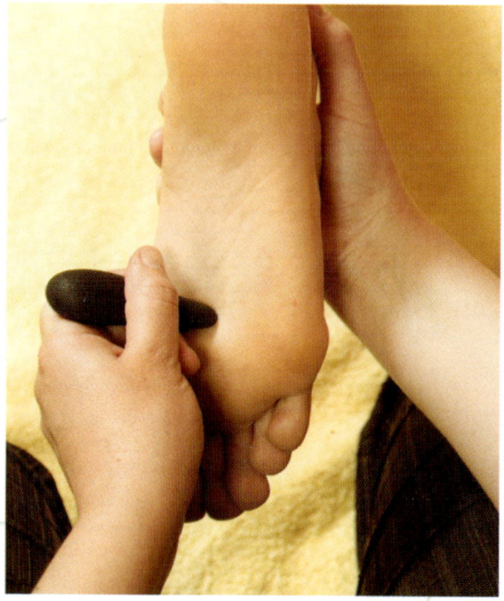

Il ne s'agit pas de détailler ici toutes les techniques compatibles avec la méthode Ahimsa ; chacune d'entre elles fait déjà l'objet d'ouvrages superbes, écrits par des spécialistes...

Je me permets néanmoins de citer quelques exemples :

- la réflexologie plantaire (thaï ou chinoise...)
- la réflexologie palmaire
- le Dien Chan (zones réflexes du visage de tradition vietnamienne)
- le Chi Nei Tsang (massage du ventre de tradition chinoise)
- le shiatsu (de tradition japonaise)
- le massage Tuina (de tradition chinoise)
- le massage ayurvédique (de tradition indienne)
- le travail en polarité
- la relaxation tibétaine
- toutes techniques de relaxation...
- et bien sûr, ma préférée... l'aromathérapie et les cosmétiques naturels « faits maison » !

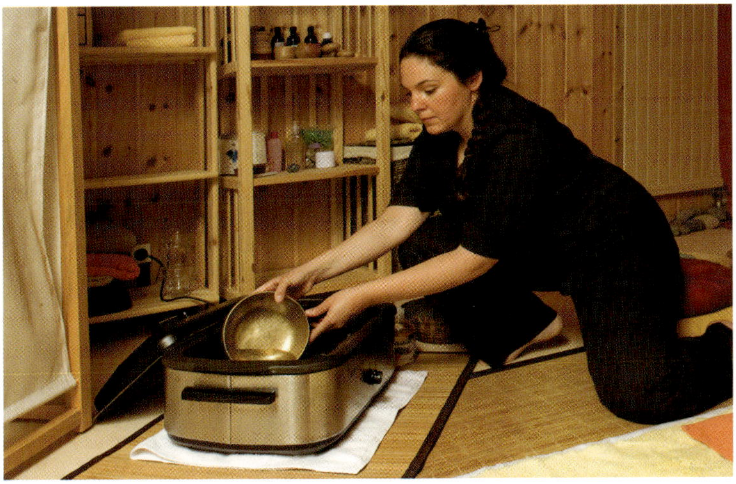

Peut-être avez-vous déjà été formé à ces techniques ou envisagez-vous de l'être... Quoi qu'il en soit, sachez qu'il est tout à fait possible de respecter les enseignements reçus dans ces disciplines tout en l'enrichissant du travail avec les pierres et les gemmes... Cela vous demandera sérieux et cohérence tout en laissant aller votre créativité. C'est d'ailleurs ainsi que les soins « signatures » des grands Spas sont créés.

Pour créer vos propres protocoles, il vous « suffira » :

- de lister toutes les techniques que vous maîtrisez (les cartes de votre jeu)
- d'imaginer et de collecter toutes les informations possibles sur de nouveaux ingrédients (foulards, musiques, pinceaux, objets, senteurs, saveurs, couleurs, ambiances...)
- de travailler sur le plan des cinq sens et de veiller à ce que tous soient surpris, flattés, émerveillés... nous sommes au cœur de la sensualité !
- de créer vos thèmes de travail en cohérence avec votre personnalité, le lieu géographique, le thème du contexte de vos séances (thème de l'hôtel ou du Spa, thème de déco de votre cabinet...)
- de varier votre offre, au fil des saisons, de votre clientèle, de vos voyages, de vos lectures

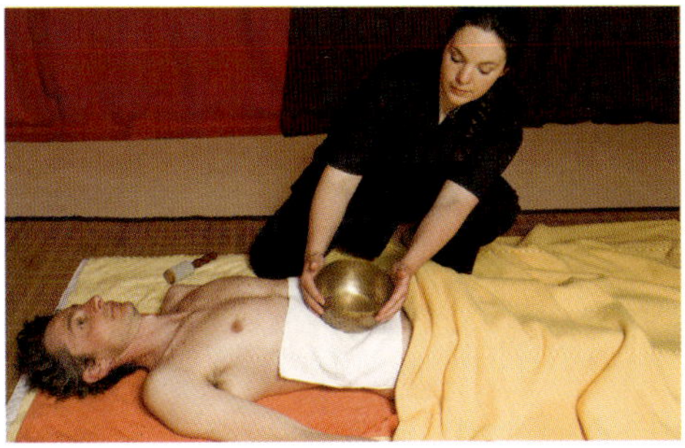
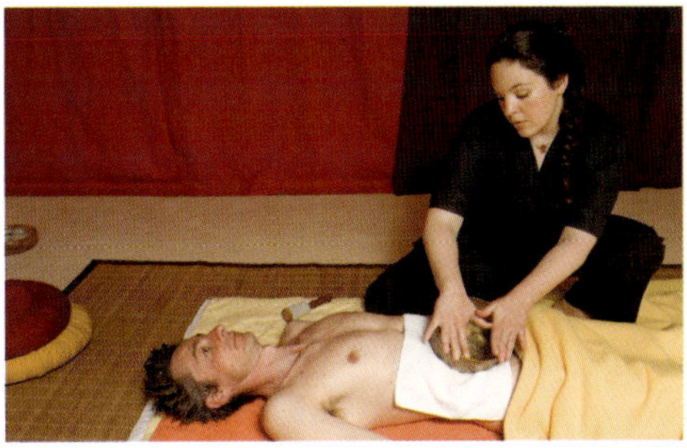
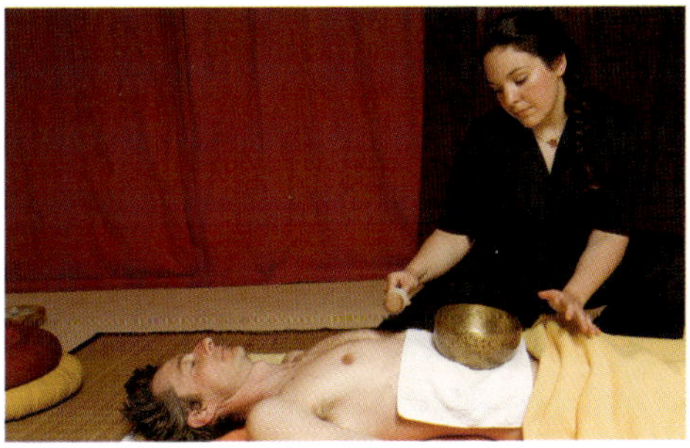
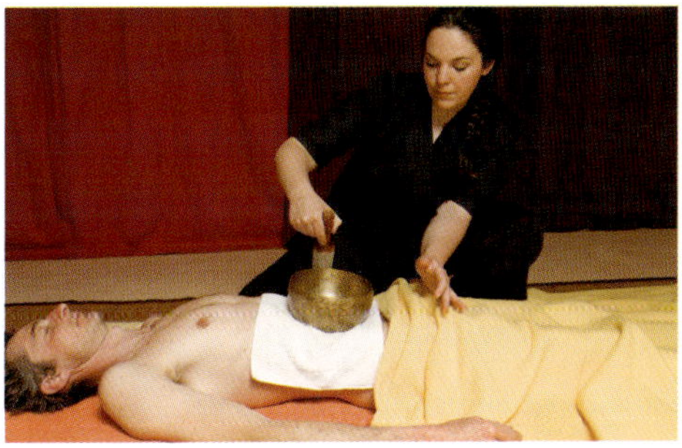
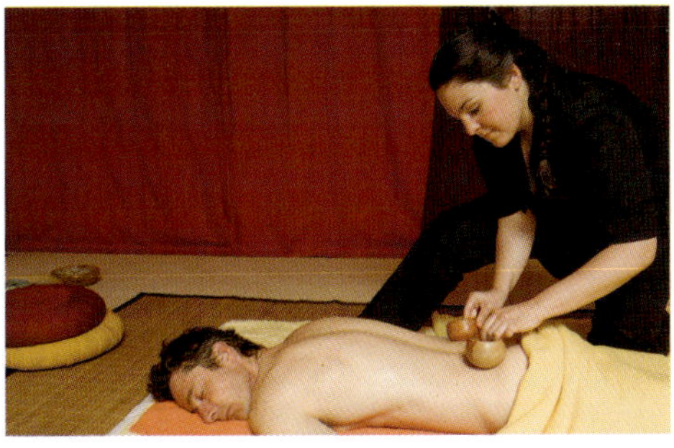
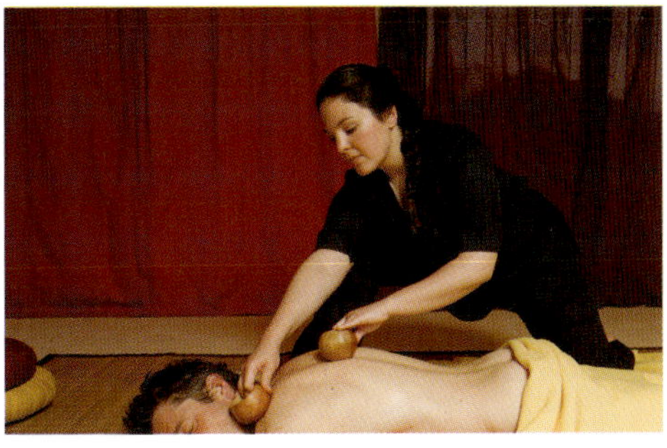

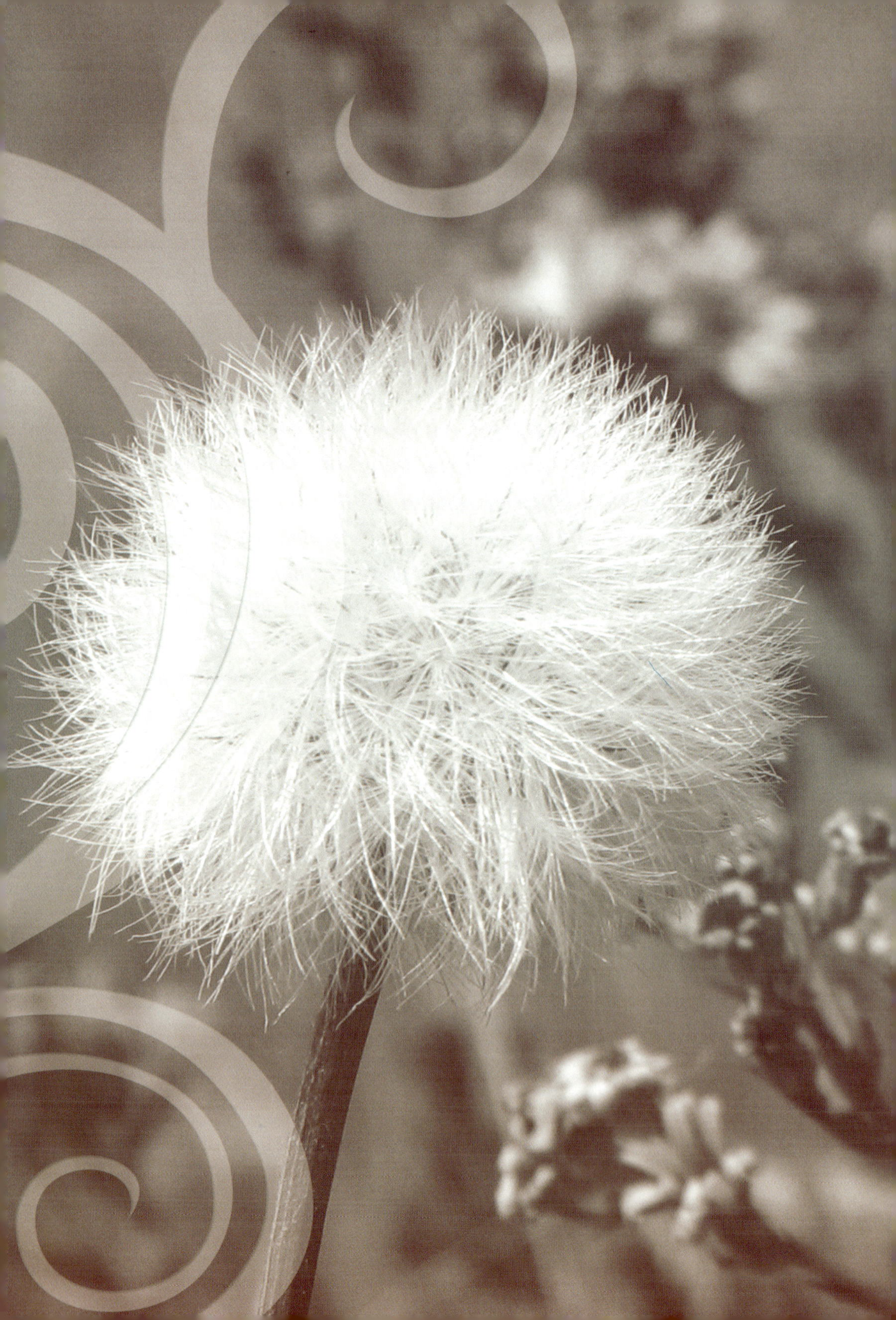

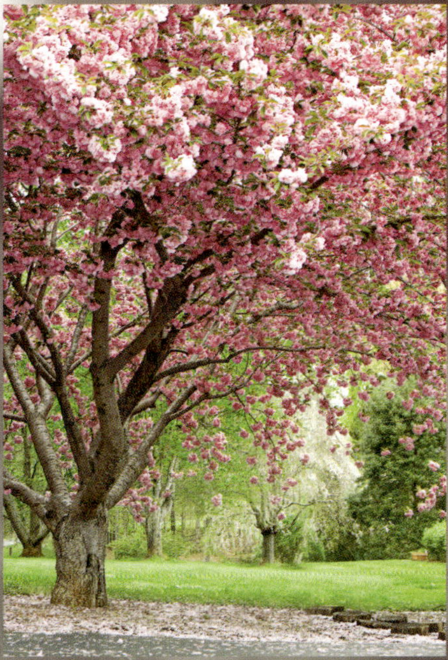

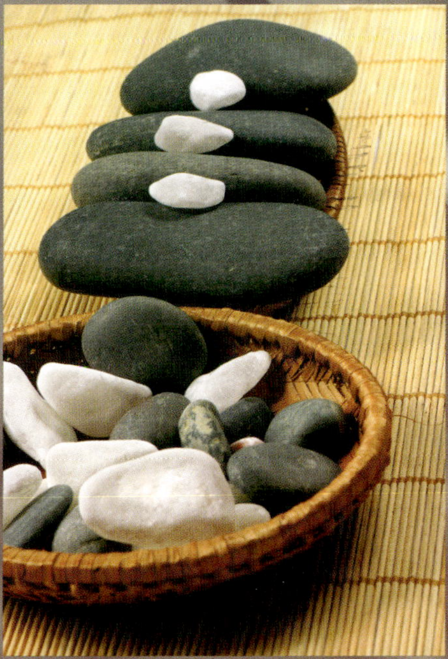

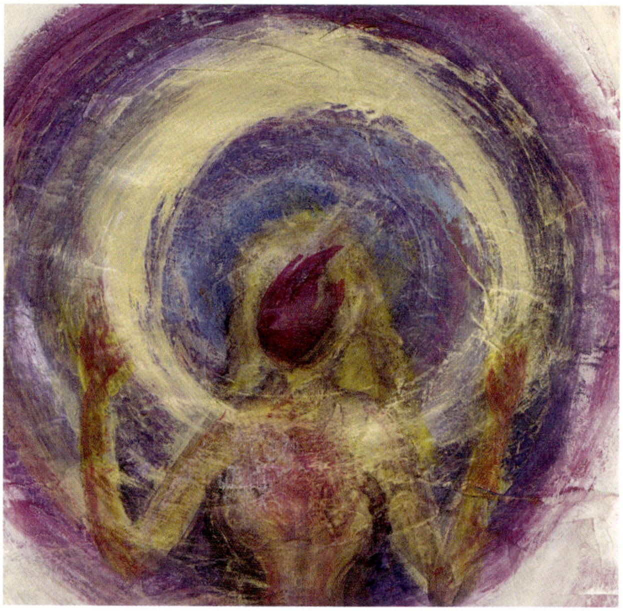

CHAPITRE 4

Être praticien

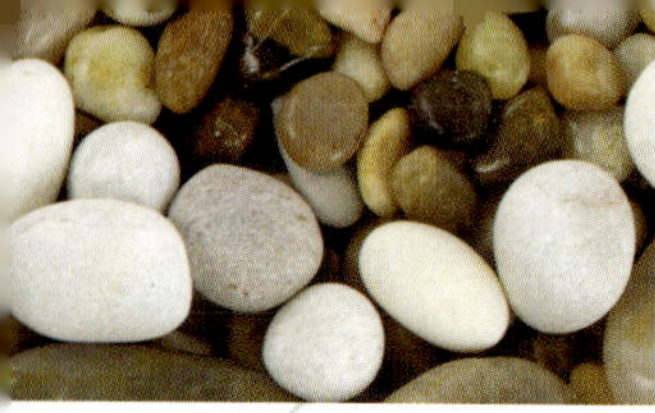

4.1. S'exercer pour apprendre à masser avec les pierres

> Exercice 1 :

Je reçois mon set de basalte, je prends le temps de laver mes pierres, de les sécher, je les huile avec ma préparation préférée. Je constitue les paires, j'organise tout mon set, puis je mélange tout. Je recommence ainsi jusqu'à ce que la place de chaque pierre m'apparaisse comme une évidence. L'objectif est que vous puissiez vous occuper et ranger vos pierres correctement alors que vous êtes disponible pour autre chose, à l'écoute de la personne que vous recevez.
Cela doit devenir une seconde nature.

> Exercice 2 :

Je m'amuse à créer des mandalas chaque jour avec mes pierres. Je profite pleinement de ces moments inspirants...

> Exercice 3 :

Je m'imprègne de la culture locale de ma région, de ma ville, et je regarde s'il existe dans mon environnement direct quelque chose que je peux introduire dans mon protocole de massage, afin de le personnaliser, de me l'approprier. Je développe ma créativité, je crée ma signature, cohérente avec mon univers professionnel et ma personnalité.

> Exercice 4 :

Je rédige un paragraphe qui, d'une manière claire, me permet d'expliquer à mes futurs clients ce qu'est un véritable massage aux pierres chaudes et aux marbres en y incluant toutes les informations importantes. J'ajoute à ce texte ma spécificité qui rend inédites les séances que je pratique.

> Exercice 5 :

Je m'exerce avec des amis de corpulences différentes à positionner les pierres sous et sur le corps, je teste avec eux les différentes températures, je recueille leur ressenti... Je sens que je progresse, je trouve mes premiers repères.

> Exercice 6 :

Je masse avec les pierres, main droite, main gauche, les deux ensembles, les deux mains dans des mouvements différents, à des rythmes différents, je dissocie la main droite de la main gauche, chacune devient autonome. Je trouve mes repères par rapport au massage aux huiles que je pratiquais avant et qui me sert de base de travail.

> Exercice 7 :

Je demande à une personne très patiente de « prêter son corps à la science » et je m'exerce à pratiquer chaque mouvement du chapitre 2.6 sur tout son corps. Ainsi, je repère les zones du corps favorables à certains mouvements, je cible les zones de tensions sur les 7 étages.

> Exercice 8 :

Avec mon groupe de « volontaires », je teste tous les mouvements et protocoles appris, avec les basaltes, avec les marbres, en alternant les températures... Je recueille leurs sensations, leur ressenti.

> Exercice 9 :

Je m'habitue à rythmer le jeu du chaud et du froid sur des mouvements de massages, je masse en musique, je m'amuse, je crée... je compose... je me sens libre et je m'abandonne au plaisir de masser, passionnément !

4.2. L'infinitude du champ des possibles

Vous avez appris le massage aux pierres chaudes méthode Ahimsa. À ce stade du travail, vous commencez à maîtriser cet outil. Désormais, la créativité est infinie. Il est possible de s'emplir de toutes les formations déjà entreprises, et toutes celles à venir...

Chaque nouvel apprentissage peut être complémentaire, toutes vos connaissances sur le corps, sur l'être humain dans toutes ses dimensions peut enrichir votre pratique...

Continuez d'apprendre, ressentez, emplissez-vous d'une foule d'expériences, ayez une culture en éveil, voyagez, remettez-vous en question, faites-vous masser encore, encore et encore.

Mangez du miel avec les doigts, croquez la vie intensément, chantez, dansez !

Votre massage n'est que le reflet de votre lumière intérieure !

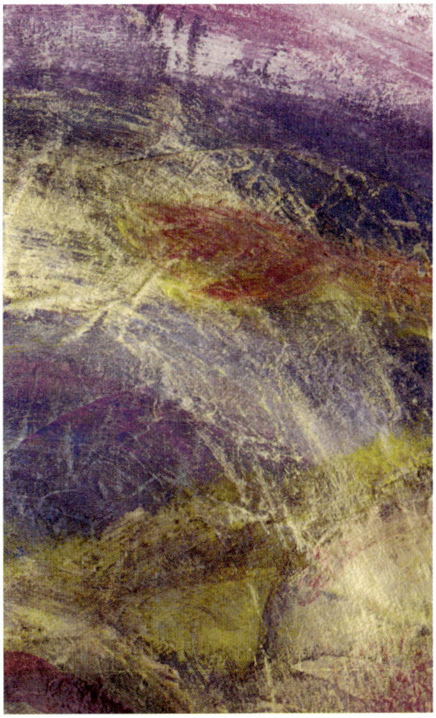

La vie est si belle !

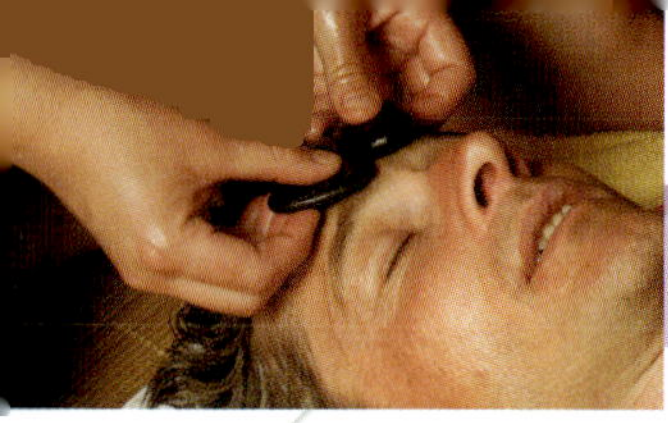

La conduite d'un entretien, l'attitude d'écoute, le centrage, le sérieux, prendre sa place de praticien, définir son cadre de travail sont des points qu'il est fondamental d'explorer en formation.

Petit à petit, c'est vous qui allez conduire l'entretien, ne plus être noyé dans le flot de paroles de votre client ou déstabilisé par ses exigences, ses attentes et la quasi-obligation de résultat en fin de séance.

Le « vouloir bien faire » va s'envoler et laisser place à « l'être ».

Regardez marcher l'autre, regardez-le respirer, ressentez...

Il est important que quelle que soit l'école que vous choisirez, vous ne « zappiez » pas les sessions de « savoir-être » : c'est un enseignement tout aussi important que la technique du « savoir-faire ». C'est humainement beaucoup plus riche et profond à mes yeux.

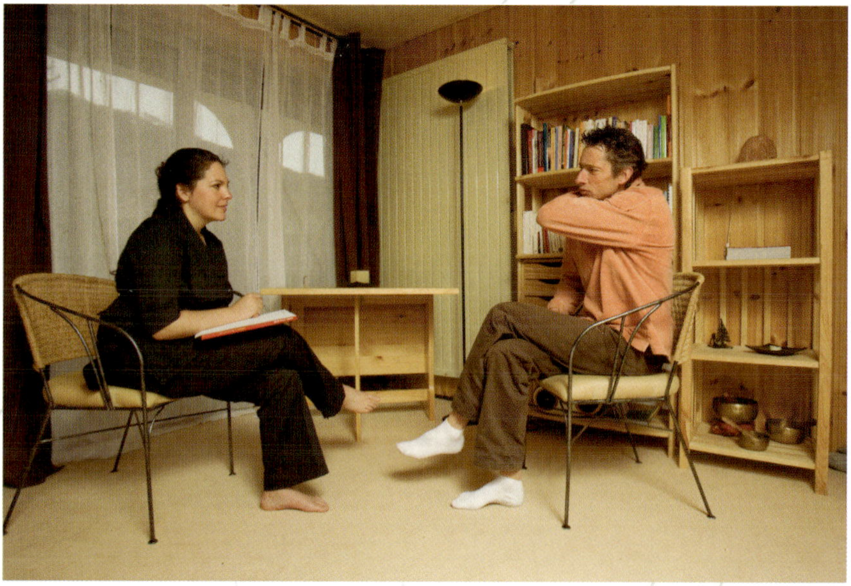

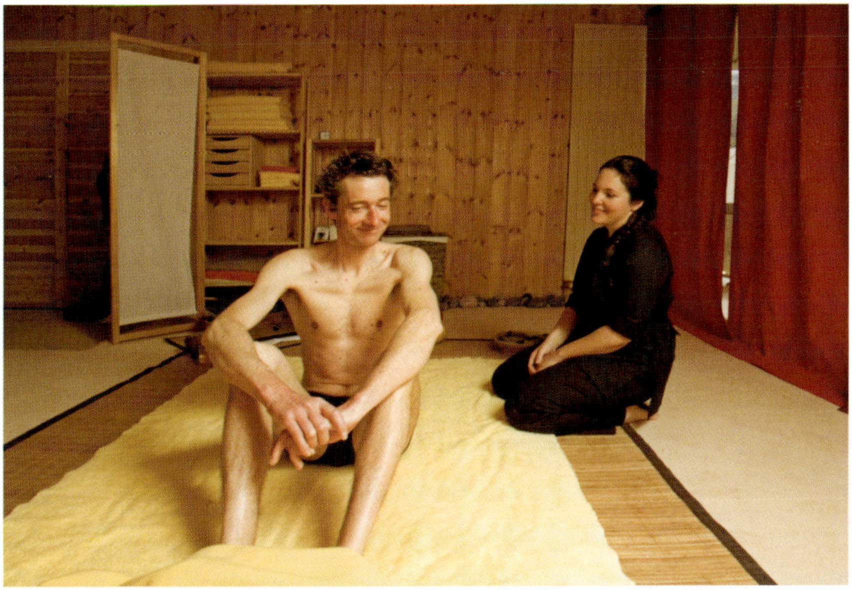

NOM	PRÉNOM	DATE DE NAISSANCE

Adresse
Téléphone

Profession / Activité

Date du jour

Recueil des premières informations

État de santé général (précautions, contre-indications...)

Vécu du toucher dans la vie, expérience du massage :

Ressenti du client (ce jour-là !)

> CORPORELLEMENT

> MENTALEMENT

> ÉMOTIONNELLEMENT (s'il arrive à vous en faire part...)

« Qu'est-ce qui vous amène à ce rendez-vous ? »
(besoins, attentes, objectif...)

Votre proposition :

1re séance : Date
Température des pierres
Durée de la séance
Résumé de votre travail
Vécu du client, ressenti

2e séance : Date
Partage du vécu corporel depuis
la dernière fois et adaptation si besoin
Température des pierres
Durée de la séance
Résumé de votre travail
Vécu du client, ressenti

3e séance : Date
Partage du vécu corporel
depuis la dernière fois et adaptation si besoin
Température des pierres
Durée de la séance
Résumé de votre travail
Vécu du client, ressenti

4e séance : Date
Partage du vécu corporel
depuis la dernière fois et adaptation si besoin
Température des pierres
Durée de la séance
Résumé de votre travail
Vécu du client, ressenti

Ceci n'est bien sûr qu'une proposition qui m'apparaît comme une solide base de départ. Le recueil d'informations verbales et non verbales, la construction d'un suivi de séances, requiert de l'expérience, mais cela s'apprend.

4.4. Exemples de séances

Les séances suivantes ne sont que des exemples, car suite à tous les enseignements que vous avez reçus, associés à votre ressenti, votre créativité personnelle, les possibilités sont infinies... Chaque personne qui s'en remettra à vous, qui vous fera confiance, nécessitera un soin complètement adapté à ses besoins... Néanmoins, afin de vous permettre de synthétiser vos connaissances et de garder trace de ce qu'il est possible d'en faire, voici trois personnes dont je suis certaine que vous croiserez le « profil » régulièrement.

Et je me répète sans doute mais :

- peu est mieux que pas du tout...
- restez simple au début !!!
- vos clients n'ont pas suivi la formation, ils ne sauront donc pas si vous faites une erreur...sauf si vous le leur dites !
- restez dans une intention vraie et respectueuse, vos pierres feront le reste...
- ... et travaillez beaucoup vos cours pour devenir un brillant praticien !

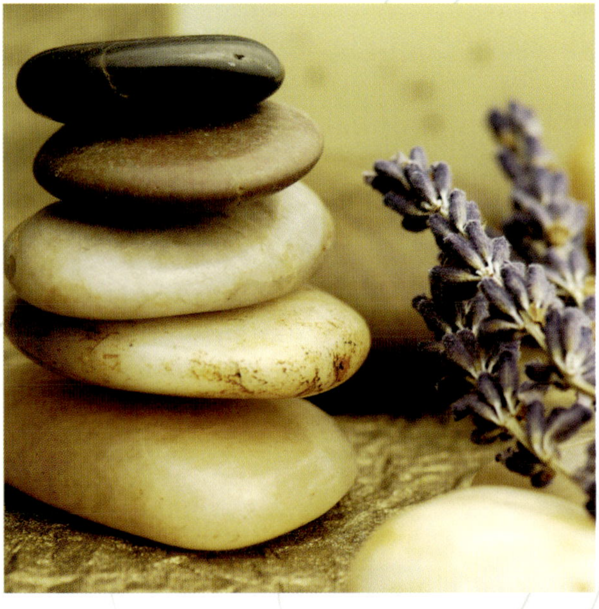

a. La séance de Zélie... séance extrêmement basique et courte

(1 h de toucher, 1h15 de rendez-vous + 15 mn de rangement)

- Entretien de début de séance.
- Installez confortablement votre cliente à plat dos sur l'espace de massage.
- Accompagnez-la doucement par la voix pour l'inviter à se détendre et à entrer dans la séance.
- Prenez le sac des pierres de « positionnement de dessus » et quelques pierres froides si nécessaire, couvrez-la d'une serviette.
- Placez les pierres sur le haut du corps.
- Temps de pause aux pieds.
- Massez avec les pierres les jambes et les pieds de votre cliente selon ses tensions, ses besoins, sa demande...
- Couvrez ses jambes.
- Retirez les pierres de « positionnement de dessus » sur le buste, si votre cliente vous autorise l'accès à cette partie de son corps, vous pouvez masser le buste en dégageant l'axe de respiration, en libérant les tensions du ventre, les épaules, les bras et les mains.
- Couvrez la cliente avec une serviette, puis votre couverture.
- Massez la tête, la nuque et le visage.
- Retirez toutes les pierres de massage utilisées jusqu'à présent qui seraient encore positionnées sur et autour de la cliente.
- Demandez tranquillement à votre cliente de se retourner.
- Installez la grande pierre plate « grand-mère » et couvrez-la d'une serviette (ou pierre froide selon la situation).
- Aidez la cliente à s'allonger à plat ventre sur la pierre « grand-mère ».
- Pensez à mettre des coussins sous ses chevilles et couvrez-la d'un drap de bain, voire d'une couverture.
- Massez entièrement l'arrière du corps avec les pierres en terminant par les pieds.
- Temps de pause aux pieds.
- Retirez toutes les pierres de massage utilisées jusqu'à présent qui seraient encore positionnées sur et autour de la cliente.
- Couvrez la cliente d'un drap de bain et d'une couverture.
- Faites le toucher enveloppant qui termine habituellement nos séances.
- Quittez le corps par les pieds en travail énergétique de fin de séance.
- Restez disponible et à l'écoute de votre cliente pour accompagner l'après-séance...

b. La séance de Virginie, méthode Ahimsa en version originale

(1 h30 de toucher, 1h45 de rendez-vous + 15 mn de rangement)

- Entretien de début de séance (ciblez dans votre tête les deux étages du corps à travailler spécifiquement).
- Rappelez à votre cliente qu'il est important qu'elle s'investisse dans la séance, que ce massage se construit à deux et qu'elle doit vous informer sur la température des pierres car vous pouvez facilement vous adapter...
- Faites ensemble quelques étirements et respirations si vous avez cette compétence (stretching, yoga, taï chi, qi gong, sophrologie...).
- Laissez-lui le temps nécessaire pour se dévêtir pendant que vous vérifiez que tout est prêt pour le massage.
- Installez votre cliente assise sur l'espace de massage et couvrez son dos avec la serviette sur laquelle elle s'allongera, cela lui procurera un sentiment de sécurité pendant que vous installez les pierres.
- Mettez les pierres de « positionnement de dessous » sur le matelas (utilisez quelques pierres froides si nécessaire).
- Allongez votre cliente sur les pierres et accompagnez sa respiration, surtout lorsque la température des pierres est élevée...
- Par le souffle (dégagement de l'axe de la respiration) et le toucher (massage de la nuque), confirmez votre choix dans le travail des étages du corps.
- Installez la pierre « oreiller » sous sa nuque.
- Installez deux coussins sous ses genoux, vérifiez que les pierres sous le corps sont confortables et couvrez-la d'un grand drap de bain.
- Accompagnez-la doucement par la voix pour l'inviter à se détendre et à entrer dans la séance.
- Prenez le sac des pierres de « positionnement de dessus » et quelques pierres froides si nécessaire.
- C'est le moment pour pratiquer un travail en reiki ou en polarisation si vous en avez la compétence en positionnant les pierres de dessus.
- Incluez à ce travail les cristaux des 7 chakras si vous le souhaitez.
- Disposez des pierres au creux de ses mains et entre ses orteils. Souvent chaudes en hiver, froides en été...
- Temps de pause aux pieds de la cliente.

- Vous pouvez entreprendre le massage des jambes, la libération des tensions du bassin, si besoin dans le mouvement, le massage du visage, du crâne, de la nuque, des bras, des mains... au besoin...
- Retirez les pierres positionnées tout autour et sur le buste, dans le creux des mains et aux orteils si ce n'était pas déjà fait.
- Si vous travaillez au sol, passez la cliente en position latérale comme nous l'avons appris (si vous sentez que ce mouvement est possible corporellement, que le corps l'accepte).
- Retirez doucement la pierre « oreiller » et accompagnez la cliente afin qu'elle s'asseye tout doucement. Elle peut entourer ses bras autour de ses genoux repliés et poser sa tête afin de rester relaxée, yeux fermés...
- Retirez les pierres de « positionnement de dessous ».
- Si la cliente est en position latérale et qu'elle s'y sent prodigieusement bien, votre séance peut se terminer en massage aux pierres en position latérale (à vous la créativité) en profitant de cette position pour cibler le travail « étage du corps/devant derrière ».
- Sinon, accompagnez votre cliente pour s'allonger sur le ventre (en positionnant la pierre « grand-mère » sous le hara.
- Pensez à mettre des coussins sous ses chevilles et couvrez-la d'un drap de bain, voire d'une couverture.
- Entreprenez le massage du dos en utilisant le positionnement des galets. Couvrez le dos de la cliente avec une serviette.
- Profitez du massage des jambes pour masser les pieds en position « jambes repliées ».
- Temps de pause aux pieds.
- Retirez toutes les pierres de massage utilisées jusqu'à présent qui seraient encore positionnées sur et autour de la cliente.
- Couvrez la cliente d'un drap de bain et d'une couverture.
- Faites le toucher enveloppant qui termine habituellement nos séances.
- Quittez le corps par les pieds en travail énergétique de fin de séance.
- Restez disponible et à l'écoute de votre cliente pour accompagner l'après-séance...

c. La séance de Christophe ou le client qui s'installe à plat ventre...

Pas facile d'offrir son abdomen à la main d'un masseur que l'on ne connaît pas... Tant d'intimité, tant d'émotions... Il est fondamental en tant que masseur de respecter cela. Voici un exemple de ce qu'il est alors possible de mettre en œuvre, dans l'attente que doucement la confiance s'installe, à force de respect et de patience...

- Entretien de début de séance.
- Installez confortablement votre client à plat ventre sur l'espace de massage.
- Pensez à mettre des coussins sous ses chevilles et couvrez-le d'un drap de bain, voire d'une couverture.
- Accompagnez-le doucement par la voix pour l'inviter à se détendre et à entrer dans la séance.
- Disposez des pierres au creux de ses mains et sous la voûte plantaire. Souvent chaudes en hiver, froides en été...
- Temps de pause aux pieds du client.
- Entreprenez le massage du dos en utilisant le positionnement des galets. Couvrez le dos du client avec une serviette.
- Profitez du massage des jambes pour masser les pieds en position « jambes repliées ».
- Temps de pause aux pieds.
- Retirez toutes les pierres de massage utilisées jusqu'à présent qui seraient encore positionnées sur et autour du client.
- Couvrez-le à nouveau et, avec beaucoup de douceur, proposez-lui de se retourner lentement, à son rythme.
- Accompagnez tranquillement votre client qui s'assoit sur l'espace de massage et couvrez son dos avec la serviette sur laquelle il s'allongera, cela lui procurera un sentiment de sécurité pendant que vous installez les pierres. Invitez-le à garder les yeux fermés pour rester dans sa séance, et ainsi intériorisé.

- Mettez les pierres de « positionnement de dessous » sur le matelas (utilisez quelques pierres froides si nécessaire).
- Allongez votre client sur les pierres et accompagnez sa respiration, surtout lorsque la température des pierres est élevée...
- Installez la pierre « oreiller » sous sa nuque.
- Installez deux coussins sous ses genoux, vérifiez que les pierres sous le corps sont confortables et couvrez-le d'un grand drap de bain.
- Prenez le sac des pierres de « positionnement de dessus » et quelques pierres froides si nécessaire.
- C'est le moment pour pratiquer un travail en reiki ou en polarisation si vous en avez la compétence.
- Incluez à ce travail les cristaux des 7 chakras si vous le souhaitez.
- Disposez des pierres au creux de ses mains et entre ses orteils. Souvent chaudes en hiver, froides en été...
- Temps de pause aux pieds du client.
- Vous pouvez entreprendre le massage des jambes, la libération des tensions du bassin, si besoin, dans le mouvement, le massage du visage, du crâne, de la nuque, des bras, des mains...
- Retirez toutes les pierres de massage utilisées jusqu'à présent qui seraient encore positionnées sur et autour du client.
- Couvrez le client d'un drap de bain et d'une couverture.
- Faites le toucher enveloppant qui termine habituellement nos séances.
- Quittez le corps par les pieds en travail énergétique de fin de séance.
- Restez disponible et à l'écoute de votre client pour accompagner l'après-séance...

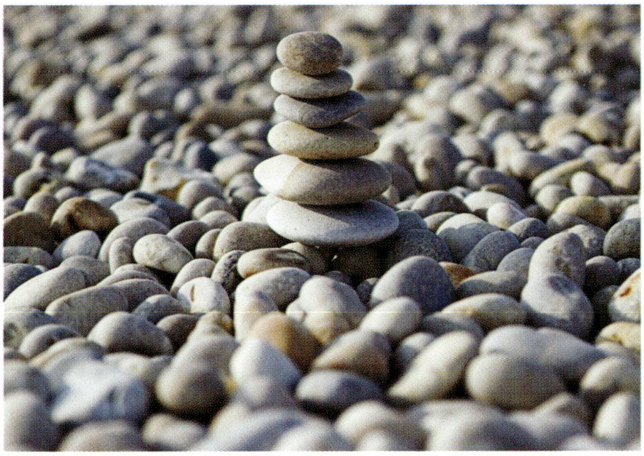

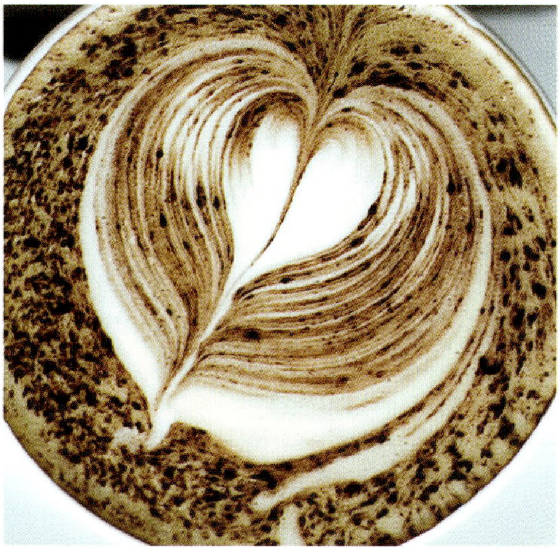

CHAPITRE 5

Derniers partages

a. Masser aux pierres chaudes pendant une naissance

J'aime accompagner les couples durant l'attente de leur enfant. Ces moments de vie sont si intenses qu'ils nécessitent le recours à toutes mes compétences, ils mobilisent mon être tout entier.

Accompagner la femme de mon mieux, l'aider à souffrir moins, l'aider à enfanter d'une manière épanouissante et respectueuse, dans la dignité. Écouter l'amoureux, l'aider à prendre sa place, lui donner cet espace, lui transmettre les outils pour s'investir dans cette naissance, se sentir utile, se jeter en corps à corps dans l'aventure… devenir père.

Durant les mois qui précèdent la naissance, le recours aux basaltes en massages est exceptionnellement relaxant. Utilisés lors du travail qui précède l'enfantement, les basaltes permettent à la femme de se calmer, de se concentrer, elle devient silencieuse, s'intériorise et accepte. C'est le signe que bébé arrive. Grâce à la chaleur des pierres, les contractions deviennent plus supportables, l'ouverture, l'effacement sont facilités dans la détente et le mouvement.

Les marbres ne seront utilisés que sur les jambes gonflées et alourdies en fin de grossesse, s'il y a un excès de feu… Ils sont également d'un grand recours lorsque les contractions ne sont plus suffisamment intenses et efficaces pour avancer vers la naissance. Accompagnée de la sage-femme, j'aide la mère parfois découragée, démotivée, souvent épuisée, à se reposer et à revenir dans le rythme en redynamisant le travail par l'alternance des températures.

Pour une naissance à la maison, vous avez tout votre temps pour installer votre matériel en attendant l'arrivée de la sage-femme… En milieu hospitalier, c'est plus… enfin moins… c'est différent. Il y a les (rares) sages-femmes adorables qui me disent en souriant que c'est la première fois qu'elles aimeraient être à la place de la maman, et il y a tous les autres pour qui le massage aux pierres chaudes, les chants accompagnés des bols tibétains, les huiles aux senteurs des îles… sont purs folklores à la limite de l'ésotérisme.

Tous ces gens qui trouvent les accompagnantes, les doulas et les masseuses inutiles en maternité parce que « les parents n'en ont pas BESOIN », tous ces gens sont méchants et égoïstes, plus acides que le citron…

Ayez confiance en vous ! Et gardez en tête que…

La **naissance** peut être **autre chose** qu'un mauvais moment à passer...
La naissance peut **devenir** si **merveilleuse** !

b. Le massage à domicile

Je n'ai pas de réelle expérience à domicile en massage, j'ai (la chance ?) d'avoir toujours travaillé en cabinet ou en espace détente... Aussi, si certains d'entre vous trouvent des astuces pour y adapter la méthode, leurs partages seront les bienvenus...

a. Adapter le matériel à la pratique en amateur

Recette d'un petit plaisir de la vie....

- *une bouilloire électrique*
- *une dizaine de galets de la rivière*
- *un bol de glaçons*
- *un flacon d'huile de massage, votre préférée*
- *un grand drap de bain*
- *en hiver le poêle à fond, en été un petit air frais*
- *un tapis et une couette par terre*
- *une bougie (ou plus), de la musique,*
  des pétales de fleurs, une lumière douce...
  faites une ambiance sympa
- *les enfants chez la voisine*
- *un(e) amoureux(se) disponible*

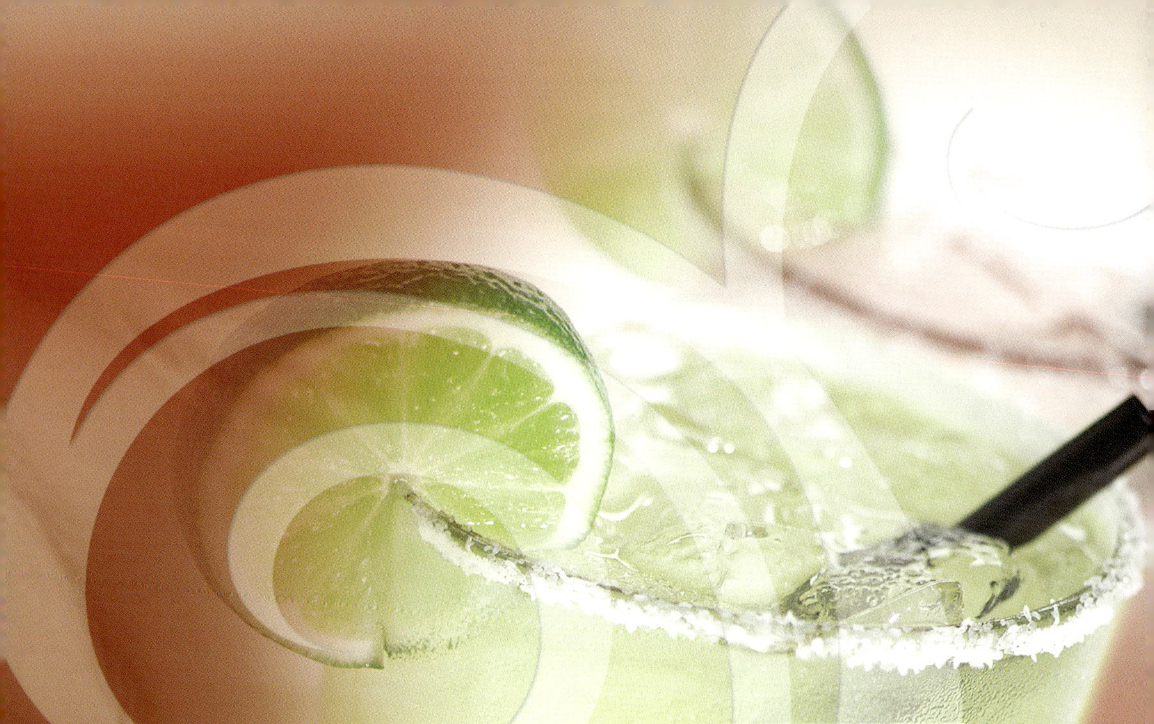

Temps de préparation : 5 minutes
Temps de cuisson :
tant que vous serez inspiré,
tant que vous tiendrez pour ne pas... dégénérer !

Remplissez la bouilloire de galets, couvrez d'eau, faites chauffer, réservez les galets chauds dans une serviette de toilette, les glaçons dans un bol. Installez le tout à portée de mains lorsque vous masserez. Installez votre amoureux(se) confortablement. Étalez de l'huile sur le corps de votre chéri(e), faites comme vous le sentez, et amusez-vous bien !!!

b. Les pierres chaudes et les enfants

Laissez les basaltes et les marbres à portée de mains des enfants ! Ils adorent ça ! Vous serez étonnés de leur créativité, vous serez étonnés de leur talent, laissez-vous faire et savourez, ils sont tellement doués.

Comme aurait pu le dire Pablo Picasso *« j'ai mis toute ma vie à apprendre à masser comme un enfant »*.

À noter que, chez nous, les enfants réclament les basaltes l'hiver pour chauffer le lit avant d'aller se coucher ou lorsqu'ils sont malades et qu'ils ont froid à cause de la fièvre... Je ne sais pas si c'est l'effet réconfortant des pierres ou la chaleur qu'ils recherchent ? Sans doute un peu les deux...

Il y a même eu une époque où Timoté avait choisi la grosse pierre « grand-mère » comme Chaudoudou...

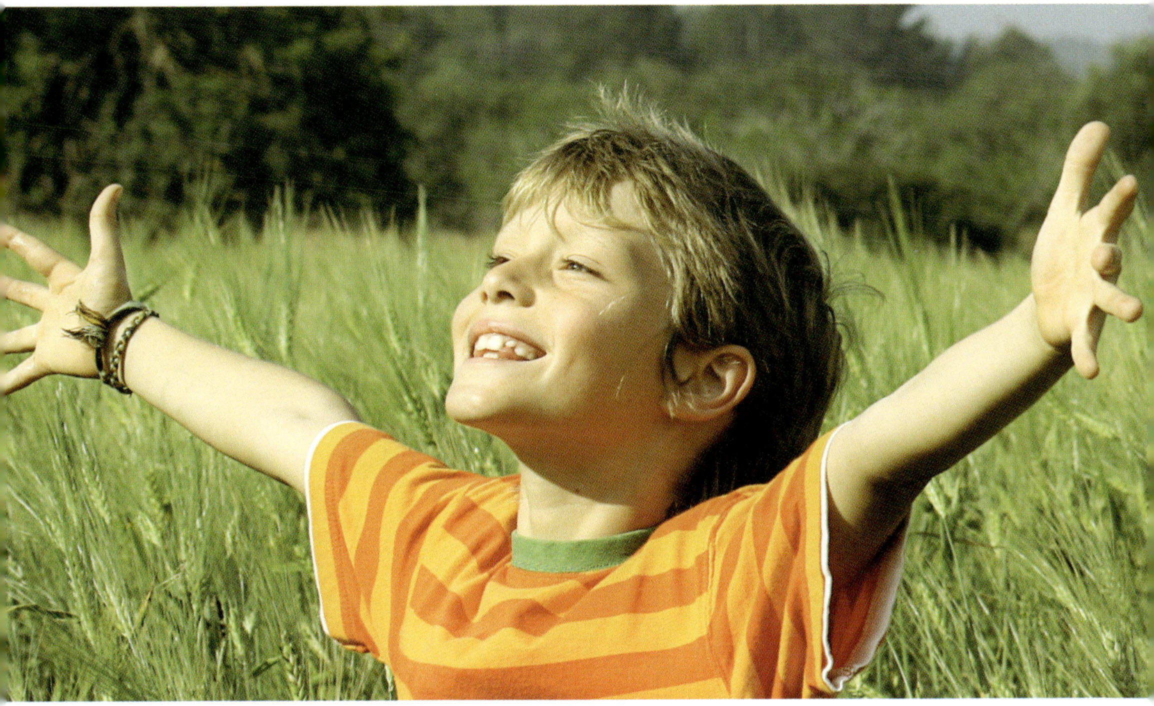

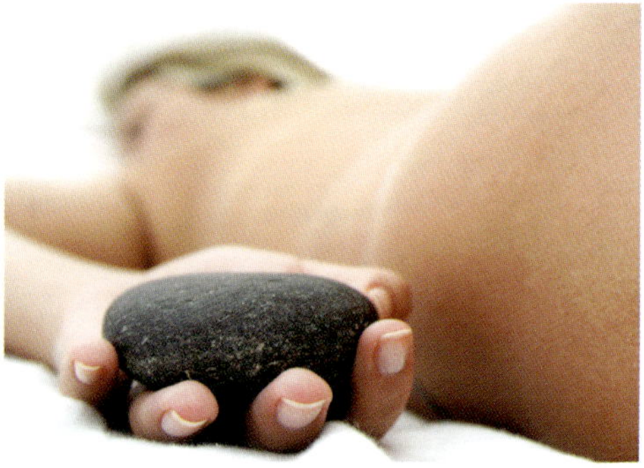

Ce qu'un livre ou un DVD de massage ne vous enseignera jamais...

Par Didier Roux, formateur en massage californien

… Apprentissage

Une fois les techniques assimilées, vous ne pourrez faire l'économie d'un réel et personnel apprentissage. Masser peut sembler aussi simple que marcher ou courir, mais, aussi sûrement que l'athlète du marathon a d'innombrables heures de course derrière lui, devenir masseur demande de beaucoup pratiquer… le massage.

… Écoute

Au-delà des mots, le corps de l'autre nous parle de ce qu'il est prêt à recevoir et, à l'inverse, de toutes les « zones interdites » dont il se protège encore. Il est un devoir absolu de respecter ce langage silencieux, de faire taire en nous les variations égocentriques du verbe vouloir. Le risque est de voir se rompre ce fil ténu, secret, du véritable abandon : la confiance.

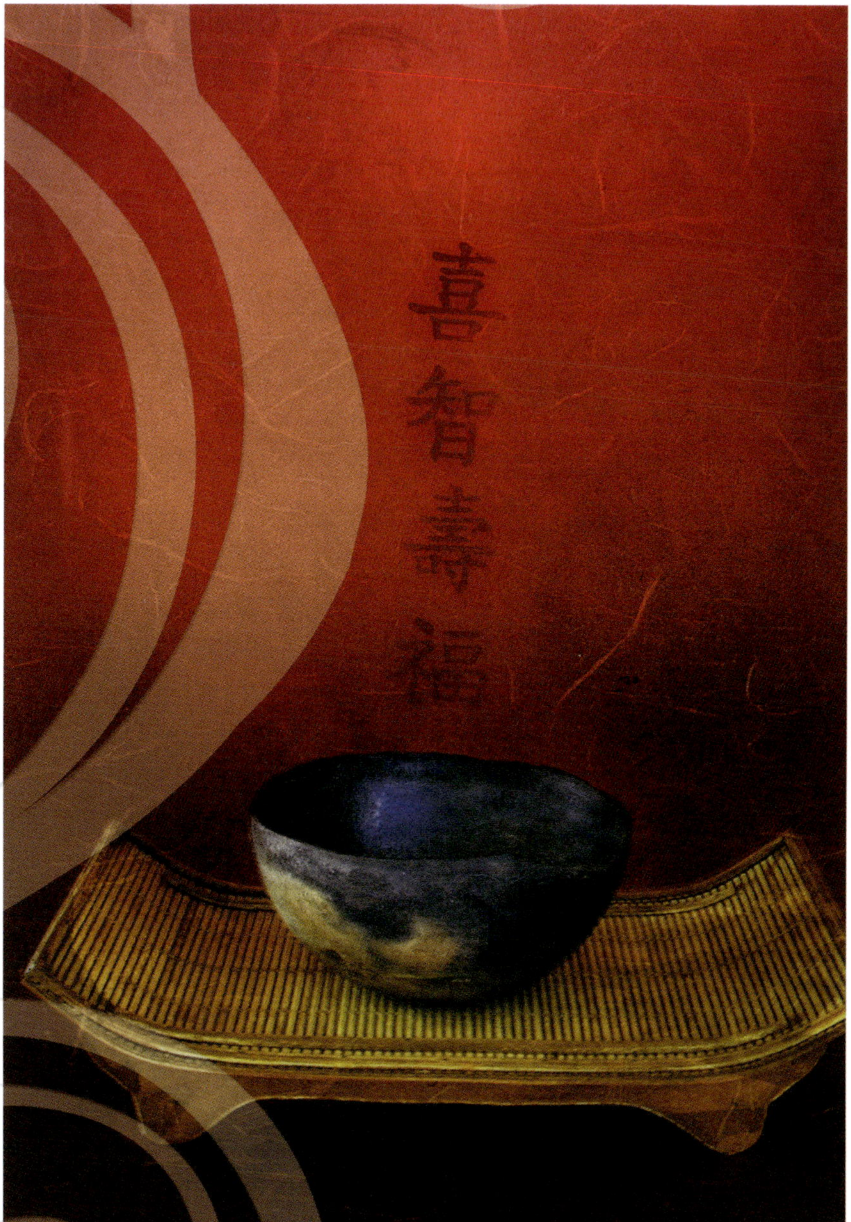
喜
智
壽
福

... Sens de la relation

Masser, c'est prendre le risque d'entrer dans une relation. Une personne vient à vous avec toutes les nuances de son histoire, ses émotions, son passé, son présent, ses espoirs... Si vous savez en susciter la confiance, tout cela parfois sera offert à vos mains. Et là, si vous le choisissez, toutes les techniques s'effaceront pour faire place à... une relation humaine.

... Pourquoi masser ?

Dans l'échange qu'est un massage, le masseur transmet aussi beaucoup de ce qui se joue pour lui. Je suis étonné que, parfois, un client, à la fin d'une séance, s'inquiète pour moi ! (Faiblesse passagère ou problème plus profond...)

Peu importe l'épisode de notre « légende personnelle » qui a placé le massage sur notre chemin, mais il est important de découvrir et de garder précieusement au cœur les raisons profondes qui ont amené ce choix. Parce que nous massons avec ce que nous sommes et que, dans l'harmonie de notre musique intérieure, toutes les notes doivent sonner juste.

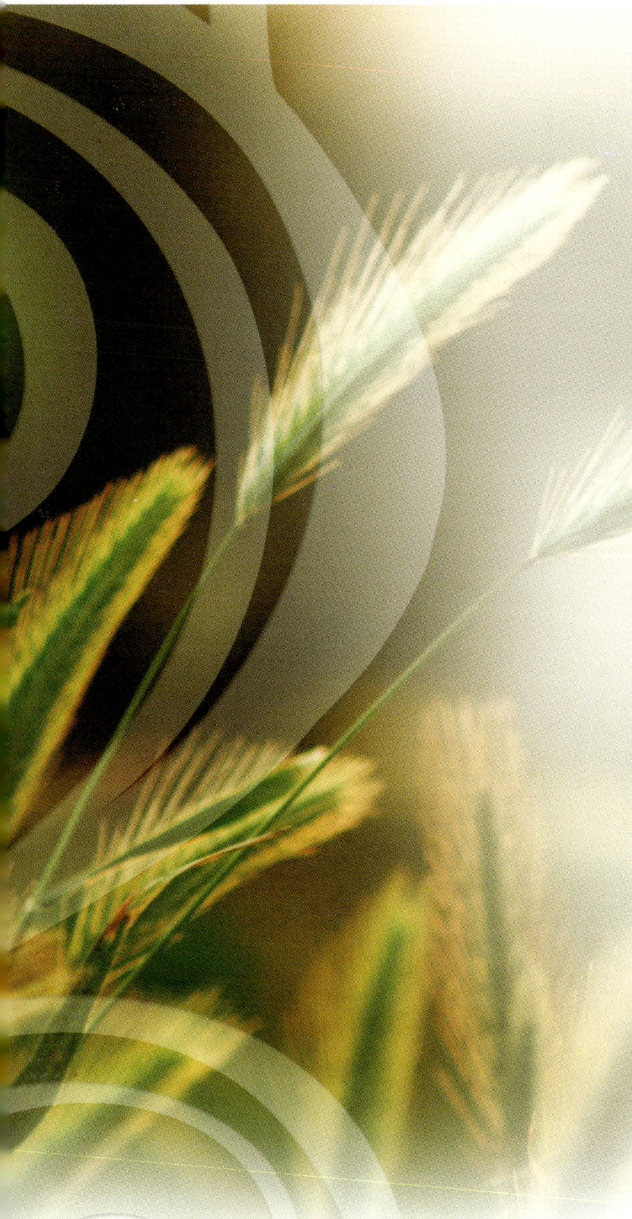

... Sensualité

Dès les premiers mots de son livre, Isabelle nous parle déjà de sensualité. Ce livre vous trouve là où vous en êtes de votre propre parcours avec ce mot et ce qu'il évoque. Nié par les uns, sublimé par les autres, la sensualité fait partie du massage. Il vous faudra éprouver où se situe votre propre limite avec ce mot. Une limite aussi évidente qu'il n'est peut-être même pas nécessaire de la formuler, mais cette limite franchie, c'est l'ambiguïté qui s'installe.

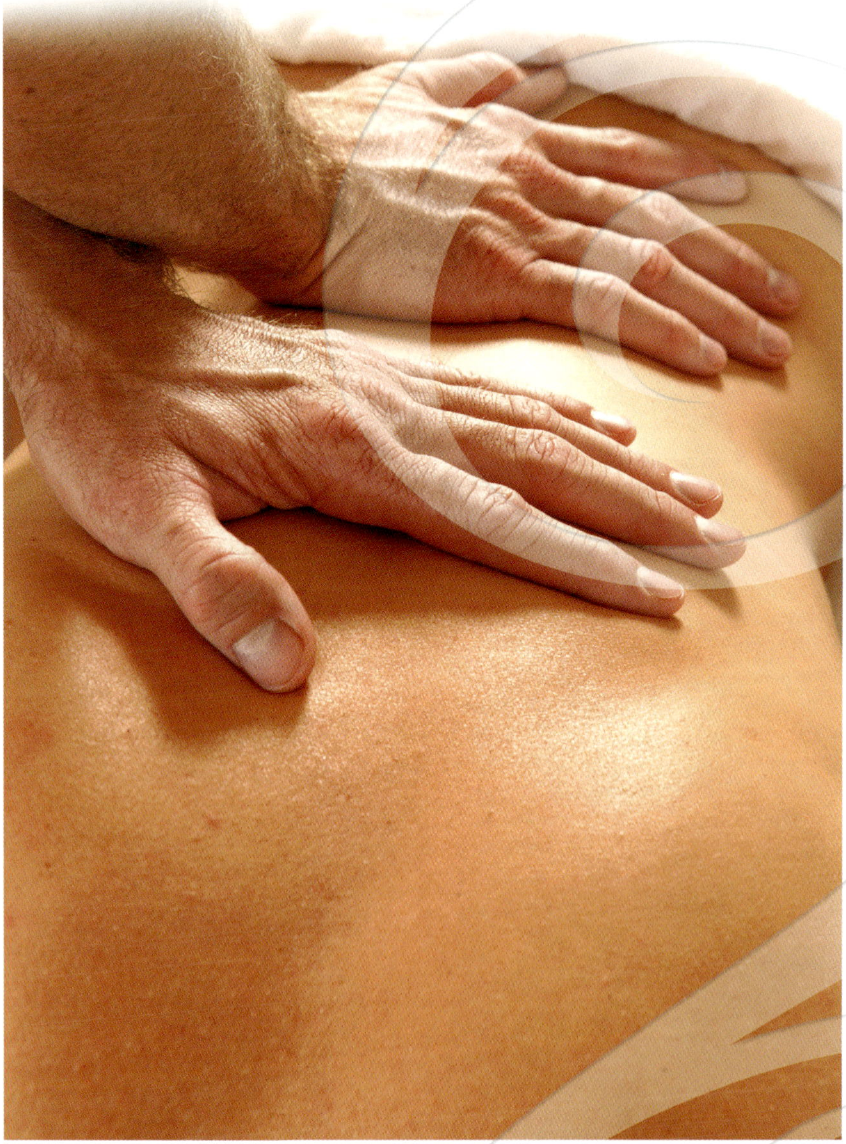

… Justesse du toucher

Tous ces aspects, tous ces chemins qui vont de l'apprentissage de la technique à la bienveillance de l'intention, en passant par la qualité du cadre pour conquérir ce trésor impalpable, en perpétuelle évolution et qu'aucun texte ne saurait transmettre : la justesse du toucher.

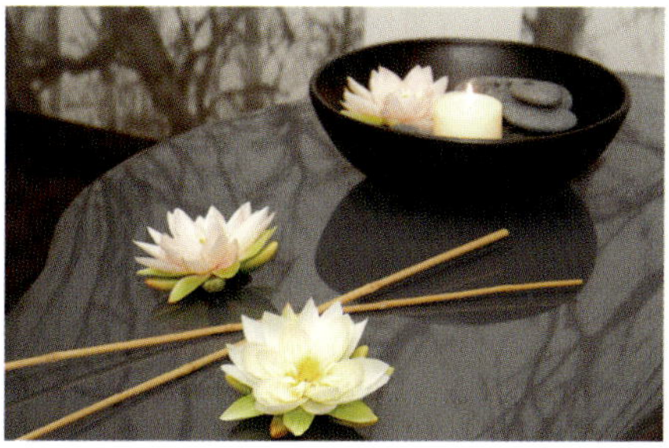

… Protection

Il n'est pas évident d'admettre avant de l'avoir vécu qu'un masseur peut être influencé physiquement et émotionnellement par certains massages.

Une sensation de vide après la séance, une envie de pleurer…

C'est qu'il est temps, peut-être, de prendre soin… du masseur !

J'ai eu un plaisir intense à réaliser cet ouvrage pour vous,

J'espère que vous vous régalerez tout autant à le parcourir.

Pétillante journée à vous,

Isabelle TROMBERT-GIMENO

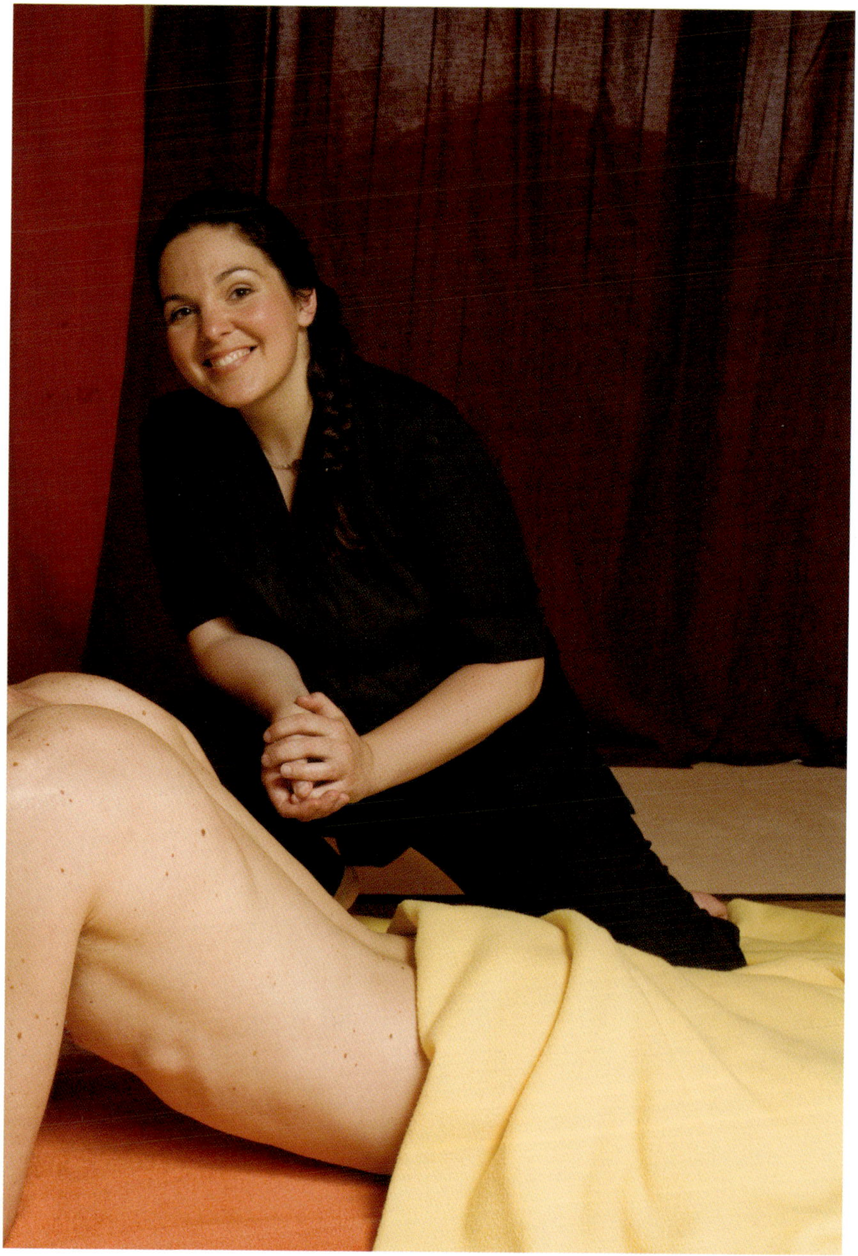

Bibliographie

Bibliographie proposée aux élèves de l'École du Massage de Bien-Être

- *Le Massage collectif* (éd. Robert Laffont)
- *Le Massage californien,* Jean-Louis Abrassart (éd. Guy Trédaniel)
- *Massage sensitif,* Claude Camilli (éd. Maloine)
- *Massage réflexe des pieds,* Jean-Pierre Krasensky (éd. Dangles)
- *Guide pratique de réflexologie,* A. Le Plexier, (éd. Trajectoire)
- *Jeux-massages,* Joël Savatofski (éd. Vivez Soleil)
- *Les Huiles essentielles,* Dr Jean-Pierre Willem (éd. Du Dauphin)
- *La Nouvelle Aromathérapie,* Philippe Mailhebiau (éd. Jakin)
- *L'Aromathérapie exactement,* Franchomme et Pénoël (éd. Roger Jollois)
- *Démarche relationnelle,* Alain Raoult, (éd. Vuibert)
- *Les Bienfaits du toucher,* Tiffany Field (éd. Payot)
- *Les Chagrins de la peau,* Dr Claude Bénazéraf (éd. Grasset)
- *L'Art du toucher,* Christian Hiéronimus (éd. Vivez soleil)
- *La Sensualité du toucher,* Christian Hiéronimus (éd. Vivez soleil)
- *Le Toucher, un art de la relation,* Christian Hiéronimus (éd. Le souffle d'or)
- *Les Cicatrices émotionnelles,* Clyde W. Ford (éd. Guy Trédaniel)
- *Le Toucher libérateur, stress, massage et thérapie,* Jean-Louis Abrassart (éd. Guy Trédaniel)
- *Le Toucher apprivoisé,* Prayez et Savatofski (éd. Lamarre)
- *Le Toucher massage,* Joël Savatofski (éd. Lamarre)
- *Le Guide des spas,* Nicolas Martin (éd. Favre)
- *Le Massage,* Lucy Lidell
- *Entre psyché et soma,* Gerda Boyesen (éd. Payot)
- *Chakras et Archétypes,* Ambika Wauters (éd. Guy Trédaniel)
- *Le Toucher relationnel,* Martine Montalescot (éd. Dangles)
- *La Naissance du sens,* Boris Cyrulnik (éd. Pluriel)
- *La Dimension cachée,* Edward T Hall, (éd. du Seuil)
- *La Peau et le Toucher,* Ashley Montagu (éd. Seuil) un grand classique traduit de l'américain enfin réédité (l'éd. de 1979 était épuisée et quasi introuvable)
- *L'Intelligence du coeur,* Isabelle Filliozat (éd. Marabout)
- *Trouver son propre chemin,* Isabelle Filliozat (éd. Pocket)
- *La Massothérapie, une carrière au bout de vos doigts,* Martin Ashley (éd. Option santé)

- *Comment reconnaître les maladies de la peau ?*, Gérard Peyrefitte (éd. Les nouvelles esthétiques)
- *Le Livre du Shiatsu*, Paul Lundberg (éd. Le courrier du Livre)
- *Le Temple de l'âme*, Roland Arnold (éd. Dangles)
- *Les Cinq saisons de l'énergie*, Isabelle Laading (éd. Désiris)
- *Relation d'aide et amour de soi*, Colette Portelance (éd. du Cram)
- *La Liberté d'être*, Annie Marquier (Les Editions Universelles du Verseau)
- *Le Développement de la personne*, Carl Rogers (éd. Dunod)
- *La Spiritualité du corps*, Alexander Lowen (éd. Dangles)
- *La Bioénergie*, Alexander Lowen
- *Lecture et Langage du corps*, Alexander Lowen
- *Pratique de la bio énergie*, Alexander Lowen
- *Hara*, K.G. Dürckheim (éd. Le Courrier du Livre)
- *Pour une psychologie de l'éveil*, John Welwod (éd. La Table Ronde)
- *Pour une psychologie du futur*, Stanislav Grof (éd. Dervy)
- *Les Pouvoirs de la main*, Daim Batangtaris (éd. Retz)
- *L'Analyse caractérielle*, Wilhelm Reich (éd. Payot)
- *Le Traité des caresses*, G. Leleu (éd. Encre)
- *Le Principe de plaisir*, Campbelle (éd. Stock)
- *Le Corps et la Caresse*, R. et U. Bécart Bandelow (éd. Greco)
- *De l'Arbre de vie au schéma corporel*, Annick de Souzenelle (éd. Dangles)
- *Le Massage euphorique*, Georges Downing
- *L'Art du massage*, Gordon et Inkeless
- *Le Massage essentiel*, J. Savatovski (éd. Dangles)
- *Ce que les pieds peuvent raconter*, Eunice Ingham Stopfel
- *Ce que les pieds ont raconté*, Eunice Ingham Stopfel
- *L'Amour, la médecine et les miracles*, Bernie Siegel (éd. Robert Laffont)
- *La Psychothérapie, un savoir étrange*, Lucien Tenenbaum (éd. Le souffle d'or)
- *La Vie entre les mains*, Boris Danis (éd. Trédaniel)
- *L'Anatomie à colorier*, Kapit et Elson (éd. Maloine)
- *Au coeur du corps*, Marie-Lise Labonté (éd. de l'Homme)
- *La Clé des gestes*, Desmond Morris

- *Eros et changement, le corps en psychothérapie,* Pasini et Andreoli (éd. Payot)
- *Le Pouvoir du moment présent,* Eckhart Tolle (éd. Ariane)
- *Le Toucher et la Psychanalyse,* Claude Camilli
- *Eveil du corps par le toucher,* Marie-Claire Ré-Vaussenar (éd. Le Mercure Dauphinois)
- *Le Pouvoir bénéfique des mains,* Barbara Ann Brennan (éd. Tchou)
- *La Puissance du toucher,* Marie-Claire Zimbacca
- *Le Bien-être à portée de mains,* Bertrand Poncet (éd. Pygmalion)
- *Vers une psychologie de l'être,* A. Maslow
- *Être humain : la nature humaine et sa plénitude,* A. Maslow
- *Le Toucher en psychothérapie,* Pascal Prayez
- *Le Corps, collectif,* (éd. De l'Atelier)
- *Le Non-faire – École de la respiration,* Ituo Tsuda
- *Médecine des trois corps,* Janine Fontaine
- *Le Moi-peau,* Didier Anzieu (éd. Dunod)
- *Le Travail d'une vie,* (éd. Robert Laffont)
- *Ce que le corps révèle,* Kurtz et Prestera
- *Quand le corps parle,* Gérard Guasch (éd. Seuil)
- *Toucher-massage 20 ans de pratique,* Joël Savatofski
- *L'Affaire : le droit d'être massé par qui bon vous semble,* Joël Savatofski (éd. Yves Michel)
- *ABC du Spa,* Siska Von Saxemburg
- *Spas,* Losange (éd. Artemis, coll. beaux livres)
- *Chakras : centre d'énergie de transformation,* Harish Johan
- *Psychogénéalogie, relation à l'argent et réussite,* Marie-Noëlle Mastor Lerat
- *Les 7 habitudes de ceux qui réalisent tout ce qu'ils entreprennent,* Stephen R. Covy
- *La Dépression positive,* Etienne Payen (éd. De Boeck)
- Pouvoir illimité, Anthony Robbins
- *Se former à la relation d'aide : concepts, méthodes, application,* Antoine Bioy
- *Relation d'aide et formation à l'entretien,* Jacques Salomé
- *Que dites-vous après avoir dit bonjour ?,* Eric Berne
- *Travail psycho-corporel en profondeur,* Jack Painter
- *L'Intégration posturale : manuel pratique de travail psycho-corporel,* Jack Painter

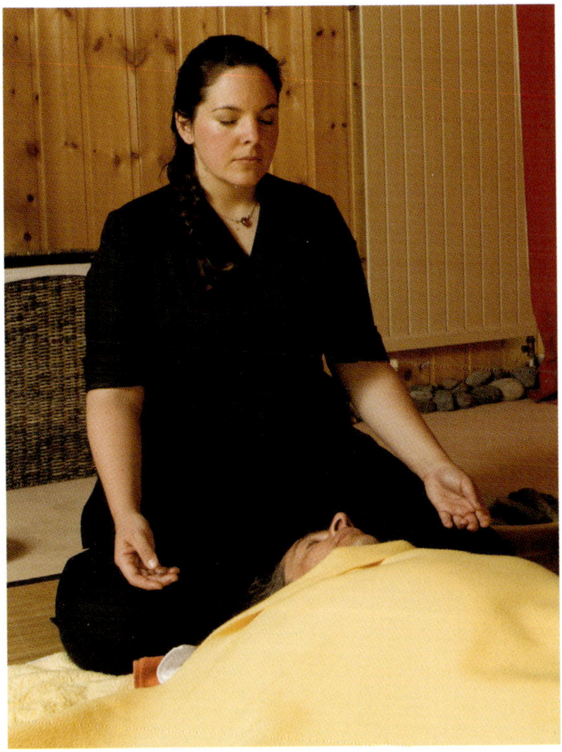

Pour contacter l'auteur
Isabelle Trombert-Gimeno

École du Massage de Bien-Être®
Tél. : 04 92 46 85 18 - Fax : 04 92 46 93 58

ecole-du-massage@orange.fr
www.ecole-du-massage.com

L'École du Massage de Bien-Être - Sarl AHIMSA
12, avenue de la République - 05100 Briançon

© Éditions Ellébore

Massage aux pierres chaudes et aux marbres froids
978-2-86898-914-7

Mise en pages : Géraldine Sterkos - Esqui'ss
Relecture et corrections : Mélanie Messahel
Photos : Catherine Francou / DR
Modèles : Nicolas et Christophe

Dépôt légal : quatrième trimestre 2008
Achevé d'imprimer en Union européenne par Pulsio.net en février 2015